WALL PILATES WORKOUT

For Men

OVER 40

28 Days challenge with Bonus meal planner

FULLY ILLUSTRATED WEIGHT LOSS EXERCISES FOR BUILDING CORE STRENGTH, INCREASING FLEXIBILITY, AND IMPROVING MOBILITY AND BALANCE. YOUR GUIDE TO A HEALTHY LIVING.

JEREMY LIAM

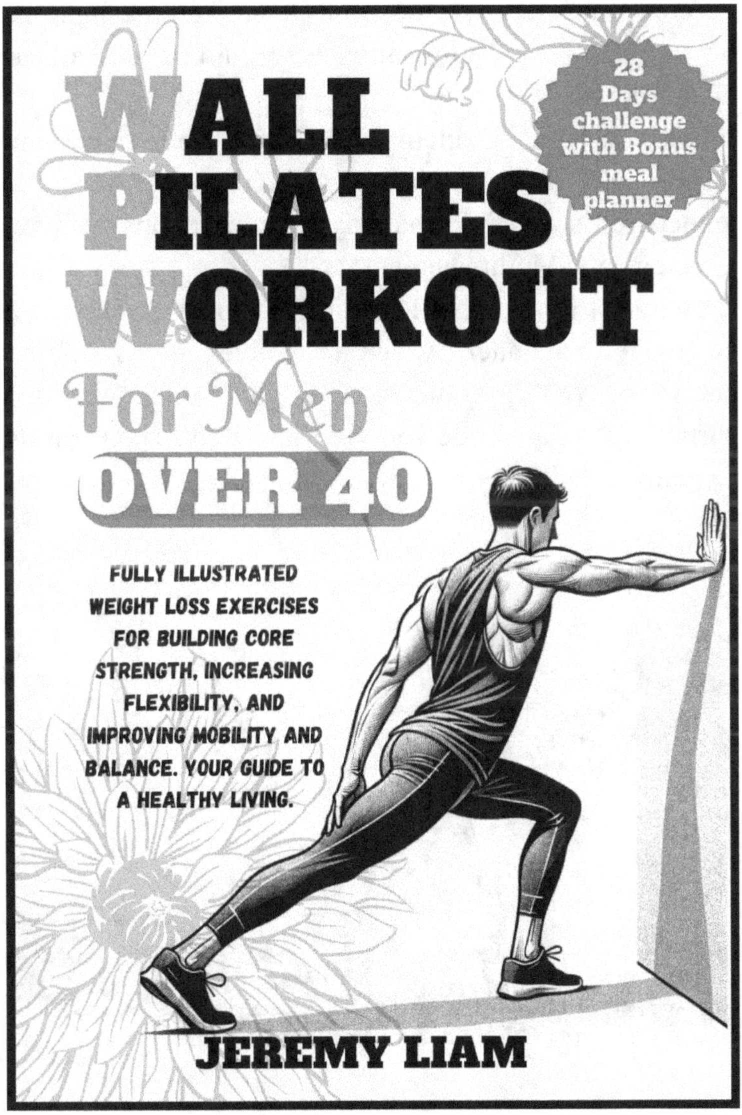

Entraînements Pilates muraux pour hommes

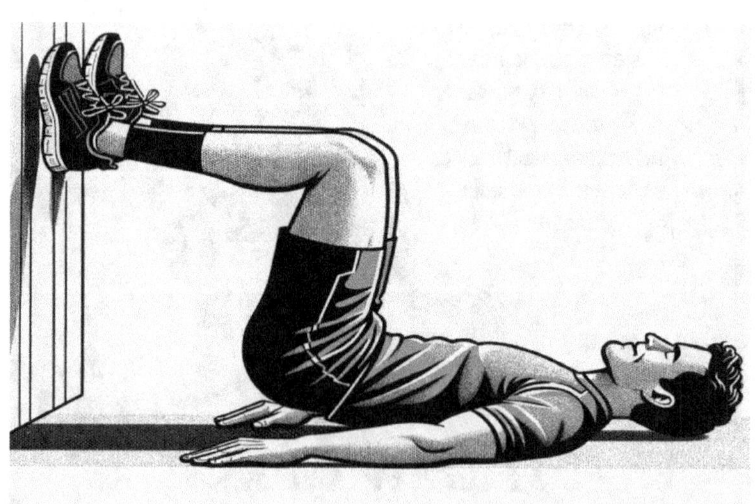

TABLE DES MATIÈRES

INTRODUCTION

J'ai rencontré John pour la première fois dans un environnement de bureau typique et animé, où la lueur des écrans était aussi constante que le tic-tac de l'horloge. Il était un employé de bureau, dévoué et travailleur, mais visiblement en difficulté avec sa santé. John était en surpoids et la nature sédentaire de son travail avait entraîné une diminution de sa mobilité, de son équilibre et de son bien-être physique général. Il était clair que son interaction constante avec les écrans et son manque d'activité physique avaient non seulement eu un impact sur son corps, mais aussi sur son état mental. Chaque tentative d'exercices traditionnels avait été un défi trop intense, le laissant démotivé et plus enclin à éviter l'activité physique.

Lorsque j'ai présenté le Pilates mural à John, il a été tout à fait sceptique. Il s'agissait d'un homme qui avait été déçu par les routines à haute intensité qui ne correspondaient pas aux besoins de son corps. Je lui ai expliqué en quoi le Pilates mural, qui met l'accent sur les mouvements contrôlés et une intensité plus faible, était différent. Le support du mur lui offrirait la stabilité qui lui manquait, et les exercices étaient conçus pour développer progressivement la force, la souplesse et la stabilité du tronc, exactement ce dont il avait besoin.

Pour lancer le parcours de John, nous avons lancé un défi Pilates mural de 28 jours. Ce programme structuré a été conçu pour lui faire découvrir progressivement divers exercices, en mettant l'accent sur l'amélioration de sa mobilité, de son équilibre et de sa coordination, un jour à la fois. Le défi a fourni un chemin clair, aidant John à voir des progrès tangibles, le gardant motivé et engagé.

Jour après jour, la détermination de John à relever le défi de 28 jours a apporté des changements remarquables. Sa mobilité s'est améliorée, lui permettant d'effectuer facilement des tâches quotidiennes qui lui étaient auparavant difficiles. Son équilibre et sa coordination ont connu des améliorations significatives, réduisant ainsi le risque de chutes et de blessures. Fait important, sa force abdominale s'est améliorée, ce qui a été essentiel pour soutenir sa colonne vertébrale et sa posture générale, ce qui est essentiel pour quelqu'un qui passe de longues heures à un bureau.

Les changements n'étaient pas seulement physiques. La santé mentale de John et sa vision globale de la vie se sont considérablement améliorées. Il se sentait plus énergique, son humeur s'est améliorée et il a développé une nouvelle confiance en lui. Le Pilates mural n'était pas seulement une routine d'exercice pour lui ; c'est devenu une passerelle vers un mode de vie plus sain.

À la fin du défi de 28 jours, John était un homme transformé. Il avait perdu du poids, gagné en force et, surtout, trouvé une routine à laquelle il pouvait s'en tenir sans se sentir dépassé. Il a continué à pratiquer le Pilates mural, l'incorporant à sa routine quotidienne et a même commencé à en vanter les bienfaits auprès de ses collègues.

L'histoire de John est un témoignage du pouvoir transformateur d'un bon type d'exercice. Le Pilates mural s'est avéré être la solution idéale pour quelqu'un qui avait été déçu par les routines de fitness traditionnelles. Il a montré qu'avec la bonne approche, de la patience et des conseils, n'importe qui pouvait surmonter ses barrières physiques et mentales pour mener une vie plus saine et plus épanouissante. Le parcours de John, d'un employé de bureau rivé à un individu plus sain et plus heureux, est une source d'inspiration pour quiconque cherche à changer sa vie.

En tant que professeur de gym chevronné, mon parcours dans le monde du Pilates mural a été à la fois éclairant et transformateur, non seulement pour moi mais pour de nombreux hommes que j'ai eu le plaisir de guider. Dans le chapitre d'introduction de ce livre, nous plongeons dans les origines fascinantes du Pilates, explorons son évolution et en particulier comment le Pilates mural est devenu une variante unique et puissante de cette discipline de fitness renommée.

Le Pilates, traditionnellement connu pour son accent sur la force musculaire, la souplesse et la pleine conscience, a souvent été classé à tort dans la catégorie des exercices plus adaptés aux femmes. Cependant, grâce à mes années d'expérience dans le domaine de l'entraînement physique, j'ai pu constater de mes propres yeux les avantages remarquables qu'il offre aux hommes, en particulier lorsqu'il est adapté aux besoins spécifiques du corps masculin. Le Pilates mural, qui met l'accent sur le soutien mural, introduit une approche innovante qui intensifie ces avantages, ce qui en fait une pratique idéale pour les hommes de tous âges et de tous niveaux de forme physique.

En salle de sport, j'ai vu des hommes aborder le Pilates avec un certain scepticisme au début, pour ensuite se retrouver surpris par sa nature exigeante et le travail musculaire profond et gratifiant qu'il procure. Le Pilates mural, en particulier, ajoute un élément de stabilité et de résistance qui améliore les exercices de Pilates traditionnels, les rendant plus accessibles à ceux qui débutent tout en offrant aux praticiens avancés un nouveau niveau d'intensité.

L'un des plus grands atouts du Wall Pilates est son adaptabilité. Que vous soyez un athlète chevronné à la recherche d'un entraînement qui complète et améliore votre programme actuel, ou que vous vous rendiez à la salle de sport pour la première fois depuis des années, le Wall Pilates offre un moyen évolutif, à faible impact, mais très efficace d'améliorer votre force, votre posture et votre bien-être général. Tout au long de ce livre, je partagerai des idées et des techniques affinées au cours de mes années de pratique, vous guidant à travers un voyage qui transformera non seulement votre corps mais aussi votre approche de la forme physique et de la santé.

Nous verrons comment Wall Pilates, avec son mélange unique d'entraînement en force, équilibre et souplesse, répond aux problèmes courants auxquels les hommes sont confrontés dans leur parcours de remise en forme, tels que les déséquilibres musculaires et le risque de blessure. Cette méthode offre une approche holistique de la remise en forme qui fait souvent défaut dans les entraînements traditionnels en salle de sport, offrant un équilibre parfait entre force et souplesse, puissance et équilibre.

Rejoignez-moi dans ce voyage à travers le monde du Pilates mural, alors que nous brisons les idées fausses, développons la force et ouvrons la voie à un mode de vie plus sain et plus équilibré. Que vous cherchiez à améliorer votre routine de remise en forme actuelle, à vous remettre d'une blessure ou simplement à trouver une nouvelle façon de vous mettre au défi, le Pilates mural est un voyage qui vaut la peine d'être entrepris.

CHAPITRE 1 : COMMENT TOUT A COMMENCÉ

Les origines du Pilates, tout comme la forme d'exercice elle-même, sont ancrées dans les principes de force, de souplesse et de pleine conscience. En tant que professeur de gym, mon voyage dans les profondeurs du Pilates a été autant une découverte de son histoire qu'une évolution personnelle et professionnelle.

Le Pilates est né du génie de Joseph Pilates, un homme dont l'histoire est aussi fascinante que la méthode qu'il a créée. Né en Allemagne à la fin du XIXe siècle, Joseph Pilates était un enfant maladif, souffrant de maladies comme l'asthme et le rachitisme. Cependant, sa détermination à surmonter ses limitations physiques l'a conduit à explorer diverses formes d'exercice, de la gymnastique à la boxe en passant par le yoga. Ce mélange éclectique de disciplines a constitué la base de ce qui allait devenir plus tard le Pilates.

Pendant la Première Guerre mondiale, Pilates se retrouve dans un camp d'internement en Angleterre, où il commence à peaufiner sa méthode, initialement pour réhabiliter ses camarades internés qui souffrent de blessures et de maladies. En utilisant tout ce qu'il peut trouver, des ressorts de lit aux anneaux de fûts de bière, Pilates conçoit des équipements et des exercices qui mettent l'accent sur le contrôle, la précision et la fluidité des mouvements. C'est la naissance de ce qu'il appelle la « Contrologie », aujourd'hui connue sous le nom de Pilates.

L'évolution du Pilates

En tant que professeur de gym, j'ai toujours été fasciné par le fait que le Pilates était en avance sur son temps. À une époque où la forme physique était souvent une question de force brute ou d'endurance, le Pilates mettait l'accent sur l'équilibre du corps et de l'esprit, ainsi que sur l'importance de la prévention des blessures. Sa méthode reposait sur la coordination harmonieuse et complète du corps, de l'esprit et de l'âme - une philosophie qui résonne profondément en moi, tant sur le plan personnel que professionnel.

Après la guerre, Pilates s'installe aux États-Unis, où il ouvre son premier studio à New York, attirant un public varié, des danseurs et des athlètes au grand public. Sa méthode devient populaire, notamment dans le milieu de la danse, pour sa capacité à reconstruire la force tout en préservant la souplesse et en prévenant les blessures.

Au cours de mes années d'enseignement, j'ai pu constater à quel point les principes du Pilates ont perduré et évolué. Ce n'est pas seulement une forme d'exercice, c'est un chemin vers une meilleure santé et une vie plus équilibrée. Le Pilates mural sur lequel nous nous concentrons actuellement, particulièrement adapté aux hommes de plus de 40 ans, témoigne de l'adaptabilité et de l'intemporalité de la vision du Pilates. Il offre un mélange parfait de force, de contrôle et de pleine conscience, adapté aux besoins d'une population plus âgée, en se concentrant sur l'amélioration de la posture, de l'équilibre et de la force du tronc, tout en étant doux pour les articulations.
Ce voyage historique du Pilates n'est pas seulement une histoire du passé ; c'est une philosophie vivante qui continue d'évoluer et de s'adapter, tout comme les hommes qui le pratiquent dans ma salle de sport. En explorant le Pilates mural dans ce livre, nous ne pratiquons pas seulement une routine physique ;

nous adoptons un héritage qui a transformé des millions de vies à travers les générations.

L'évolution du Pilates mural, un chapitre fascinant dans le récit plus vaste de la condition physique, me tient particulièrement à cœur en tant que professeur de gym qui a parcouru différents domaines de l'exercice et du conditionnement physique. C'est une histoire d'innovation, d'adaptation et de quête continue d'une santé et d'un bien-être physique optimaux.

Le Pilates mural, une branche du Pilates traditionnel, est apparu en réponse aux besoins évolutifs des praticiens, en particulier ceux qui recherchent un entraînement plus soutenu mais plus stimulant. D'après mon expérience, l'introduction du Pilates mural dans mes séances a changé la donne, en particulier pour les hommes de plus de 40 ans. Cette population recherche souvent des exercices doux pour les articulations mais efficaces pour renforcer et tonifier le corps. Le Pilates mural s'inscrit parfaitement dans ce créneau, offrant un mélange de soutien et de résistance que l'on trouve moins facilement dans le Pilates traditionnel.

L'utilisation du mur en Pilates est un parfait exemple de l'adaptabilité qui est au cœur de la discipline. Le mur agit en quelque sorte comme un partenaire, en fournissant un retour d'information, une résistance et un soutien. Il aide à affiner l'alignement, à améliorer l'équilibre et à approfondir l'engagement des muscles centraux. Pour beaucoup de mes clients, le mur est devenu un outil indispensable qui les guide vers une meilleure posture et une meilleure forme, ce qui est crucial pour les personnes de 40 ans et plus.

En intégrant le Pilates mural à mes routines, j'ai constaté ses nombreux avantages. Il permet de renforcer le tronc, d'améliorer l'équilibre et la coordination et d'augmenter la souplesse, tout en ayant un faible impact. C'est particulièrement important pour les hommes plus âgés, car il réduit le risque de blessure tout en offrant un entraînement stimulant. De plus, il ajoute un élément de variété et de défi aux exercices Pilates traditionnels, ce qui rend les routines fraîches et engageantes.

Au fil de son évolution, le Pilates mural a également contribué à briser les stéréotypes de genre dans le monde du Pilates. Traditionnellement considéré comme une pratique dominée par les femmes, l'ajout du mur et des défis qui y sont associés a attiré davantage d'hommes vers le Pilates, leur montrant les incroyables avantages de cette forme d'exercice holistique.

Dans mes cours, j'ai vu des débutants se transformer en passionnés, ce qui témoigne de l'efficacité et de l'attrait du Pilates mural. La progression des simples étirements soutenus par un mur vers des mouvements plus complexes et dynamiques offre un sentiment d'accomplissement et de progression profondément satisfaisant.

L'évolution du Pilates mural ne se limite pas à l'aspect physique. Il englobe un parcours de croissance mentale et émotionnelle, faisant écho aux principes originaux énoncés par Joseph Pilates. Il s'agit de mieux bouger, de se sentir mieux et de mieux vivre. En explorant cette version raffinée du Pilates, nous ne participons pas seulement à une tendance fitness ; nous faisons partie d'un mouvement qui honore le passé tout en avançant hardiment vers l'avenir, parfaitement adapté à l'homme moderne de plus de 40 ans.

Les bienfaits du Pilates

Après des années d'expérience, j'en suis venu à apprécier l'impact profond du Pilates mural sur les hommes, en particulier ceux de plus de 40 ans. Les avantages de cette forme spécialisée de Pilates sont nombreux et significatifs, abordant non seulement la forme physique mais aussi le bien-être général.

Le Pilates mural, une adaptation de la méthode Pilates traditionnelle, intègre l'utilisation d'un mur comme outil de soutien, de résistance et de rétroaction. Cet ajout apparemment simple transforme la pratique, la rendant plus accessible et bénéfique pour les hommes, en particulier lorsqu'ils vieillissent. Les hommes de 40 ans et plus sont souvent confrontés à des défis physiques uniques : une souplesse réduite, une masse musculaire réduite et un risque plus élevé de douleurs et de blessures articulaires. Le Pilates mural s'attaque directement à ces problèmes, offrant un moyen sûr mais efficace de rester en forme et en bonne santé.

L'un des avantages les plus immédiats du Pilates mural que j'ai observé chez mes clients est l'amélioration de la posture. En vieillissant, notre posture a tendance à se détériorer en raison des habitudes de vie et des changements naturels du corps. Le mur agit comme un guide dans le Pilates mural, aidant les praticiens à comprendre et à maintenir un alignement correct. Cela améliore non seulement leur apparence, mais réduit également la tension sur la colonne vertébrale et les articulations, ce qui entraîne moins de douleurs.

La force musculaire est un autre avantage important. Le tronc est la centrale électrique du corps – il soutient toutes les autres parties du corps. Les exercices de Pilates mural sont incroyablement efficaces pour renforcer les muscles du tronc, ce qui favorise à son tour un meilleur équilibre, une meilleure stabilité et une meilleure force globale. C'est crucial pour les hommes de plus de 40 ans, car un tronc fort est essentiel pour prévenir les chutes et maintenir une forme physique fonctionnelle.

De plus, le Pilates mural améliore la souplesse et l'amplitude des mouvements. De nombreux hommes ont tendance à négliger l'entraînement à la souplesse, ce qui peut entraîner des raideurs et une mobilité réduite. Les mouvements d'étirement contrôlés du Pilates mural, aidés par le mur, aident à étendre et à fléchir doucement les muscles, améliorant ainsi la souplesse et diminuant le risque de blessure.

En plus des bienfaits physiques, le Pilates mural offre des avantages mentaux et émotionnels. L'accent mis sur des mouvements contrôlés et conscients favorise un sentiment de calme et réduit le stress. C'est le moment pour les hommes de se déconnecter des pressions de la vie quotidienne, de se concentrer sur leur bien-être et de s'engager dans une pratique à la fois stimulante et rajeunissante.

Enfin, à mesure que les hommes vieillissent, le risque de maladies chroniques comme les maladies cardiaques et le diabète augmente. L'exercice régulier, comme le Pilates mural, joue un rôle essentiel dans la gestion et la prévention de ces maladies. Il ne s'agit pas seulement de vivre plus longtemps, mais de vivre mieux.

L'intégration du Pilates mural dans la routine des hommes de plus de 40 ans a été une expérience enrichissante. Les transformations observées (corps plus forts, meilleure posture, confiance accrue et nouvelle appréciation de la forme physique holistique) témoignent de la puissance de cette pratique. Le Pilates mural n'est pas seulement un exercice, c'est un chemin vers une vie plus saine et plus équilibrée.

Différence entre le yoga et le Pilates

On m'interroge souvent sur les différences entre le yoga et le Pilates. Bien que les deux pratiques se concentrent sur la connexion corps-esprit et impliquent une série de mouvements et de postures, elles sont distinctes dans leurs origines, leurs techniques et leurs objectifs généraux.

Le yoga, qui trouve ses racines dans l'Inde ancienne, est avant tout une pratique holistique qui englobe des postures physiques (asanas), des techniques de respiration (pranayama) et la méditation. Il vise à atteindre un équilibre entre l'esprit, le corps et l'âme, conduisant à un meilleur bien-être mental, physique et émotionnel. Le yoga est diversifié, avec différents styles allant du plus exigeant physiquement (comme l'Ashtanga ou le Vinyasa) au plus doux et méditatif (comme le Hatha ou le Yin). En tant que pratiquant de yoga, j'ai observé comment il améliore non seulement la souplesse et la force, mais insuffle également un sentiment de paix et de clarté mentale.

Le Pilates, quant à lui, a été développé au début du 20e siècle par Joseph Pilates. Il est davantage axé sur la rééducation physique et le renforcement musculaire. Les exercices de Pilates sont conçus pour améliorer la posture, la force musculaire, le tonus musculaire et la souplesse. La pratique met l'accent sur des mouvements précis et le contrôle de la respiration pour favoriser un mouvement efficace et gracieux. Le Pilates peut être pratiqué sur un tapis ou avec un équipement spécialisé comme le Reformer, qui offre une résistance pour le renforcement musculaire.

Dans mon expérience d'enseignement, j'ai constaté que le Pilates a tendance à être plus structuré que le yoga. Il se concentre sur des exercices spécifiques exécutés dans un certain ordre, en mettant davantage l'accent sur le contrôle de chaque aspect de chaque mouvement. Ce contrôle est essentiel pour développer la force de base et améliorer la posture. Le Pilates est particulièrement bénéfique pour ceux qui cherchent à réhabiliter des blessures, à améliorer les performances sportives ou simplement à maintenir un corps fort et équilibré.

Le yoga, avec son approche plus large du bien-être holistique, offre non seulement des bienfaits physiques, mais favorise également la santé mentale et émotionnelle. Il encourage les pratiquants à explorer les profondeurs de leur esprit et de leur âme, en incorporant souvent des éléments de spiritualité. La pratique du yoga peut être un voyage de découverte de soi, menant à la paix intérieure et à la pleine conscience.

Le yoga et le Pilates peuvent tous deux être adaptés aux praticiens de tous niveaux et sont bénéfiques à leur manière. En tant qu'instructeur, j'encourage les individus à explorer les deux pratiques pour comprendre pleinement leurs avantages uniques. Alors que le yoga offre un chemin vers la paix intérieure et le bien-être physique, le Pilates offre une approche structurée de la rééducation physique et du renforcement musculaire. Le choix entre les deux dépend souvent des objectifs personnels de remise en forme, des intérêts et du besoin d'équilibre physique et mental.

Pourquoi choisir le Pilates mural

En apprenant différents types d'exercices, j'ai rencontré diverses tendances et exercices de fitness, mais celui qui se démarque particulièrement est le Pilates mural. Cette forme innovante de Pilates, qui utilise un mur comme support principal, offre un mélange unique d'exercices de force, de souplesse et d'équilibre qui sont particulièrement bénéfiques, en particulier pour ceux qui recherchent un entraînement à faible impact mais efficace.

La beauté du Pilates mural réside dans sa simplicité et son efficacité. Le mur agit comme un support constant et stable, ce qui en fait un excellent outil pour les débutants et les personnes de plus de 40 ans, qui peuvent être plus sujettes aux problèmes d'équilibre ou aux blessures. Il offre stabilité et rétroaction, permettant aux praticiens de perfectionner leur forme et d'approfondir leur compréhension de chaque mouvement. Cet aspect du Pilates mural a été inestimable dans mon enseignement, car il m'aide à guider les élèves vers des exercices plus sûrs et plus efficaces.

De plus, le Pilates mural est incroyablement polyvalent. Il peut être adapté à différents niveaux de forme physique et peut répondre à des besoins ou objectifs physiques spécifiques. Pour ceux qui cherchent à renforcer leur force musculaire, le mur offre une résistance qui intensifie les exercices de Pilates traditionnels. Pour d'autres qui se concentrent sur la souplesse ou l'équilibre, le mur offre un soutien qui leur permet de s'étirer davantage et de maintenir les postures plus longtemps. Cette adaptabilité fait du Pilates mural un choix approprié pour un large éventail d'individus, y compris ceux qui se lancent dans leur parcours de remise en forme ou qui reviennent d'une blessure.

Un autre avantage important du Pilates mural, que je souligne souvent auprès de mes clients, est l'accent mis sur la posture. Dans le monde d'aujourd'hui, où beaucoup d'entre nous passent des heures penchés sur un ordinateur ou un smartphone, un entraînement qui met l'accent sur une bonne posture est inestimable. Le Pilates mural entraîne le corps à maintenir l'alignement, en renforçant les muscles qui contribuent à une colonne vertébrale plus droite et à une posture plus droite. Cela améliore non seulement l'apparence, mais réduit également le risque de douleurs chroniques et de blessures.

De plus, le Pilates mural est un excellent outil de connexion corps-esprit. L'exigence de concentration et de précision dans chaque mouvement favorise la pleine conscience, un état mental où l'on est pleinement attentif au moment présent. Cette pleine conscience a des bienfaits profonds, qui s'étendent au-delà de la salle de sport jusqu'à la vie quotidienne, améliorant le bien-être général.

L'intégration du Wall Pilates dans mes cours a été une expérience transformatrice. J'ai vu des clients se développer non seulement physiquement, mais aussi gagner en confiance et en perspective sur ce que leur corps peut accomplir, quel que soit leur âge ou leur niveau de forme physique. Le Wall Pilates n'est pas seulement une autre tendance en matière d'exercices ; c'est une approche holistique de la forme physique qui respecte les limites du corps tout en le mettant au défi de devenir plus fort et plus flexible. Cela témoigne de l'idée que parfois, les outils les plus simples peuvent conduire aux changements les plus significatifs.

Anatomie du Pilates mural

L'un des aspects les plus éclairants de la méthode Pilates a été de comprendre et d'enseigner l'anatomie. Cette connaissance est non seulement essentielle pour pratiquer efficacement le Pilates, mais aussi pour apprécier l'impact profond qu'il a sur le corps humain.

L'anatomie, dans le contexte du Pilates, ne se limite pas aux muscles et aux os ; il s'agit de comprendre comment le corps bouge et fonctionne dans son ensemble. Le Pilates, qui met l'accent sur le contrôle, la précision et la fluidité des mouvements, offre une fenêtre unique sur le fonctionnement complexe de notre corps. En tant qu'instructeur, l'étude de l'anatomie essentielle au Pilates a non seulement amélioré mon enseignement, mais a également approfondi mon appréciation de cette forme d'exercice.

Au cœur du Pilates se trouve le concept de « centrale électrique » ou du centre du corps, qui comprend les muscles de l'abdomen, du bas du dos, des hanches et des fesses. Ces muscles travaillent ensemble pour soutenir la colonne vertébrale et le bassin, assurant ainsi la stabilité et l'équilibre. Comprendre comment solliciter et renforcer cette zone centrale est fondamental pour le Pilates. Dans mes cours, je mets l'accent sur cet aspect, en expliquant aux clients comment le renforcement du tronc peut conduire à une meilleure posture, un meilleur équilibre et une réduction des maux de dos.

Un autre aspect anatomique clé du Pilates est l'alignement de la colonne vertébrale. Les exercices de Pilates sont conçus pour favoriser une colonne vertébrale neutre, qui est la position naturelle et saine de la colonne vertébrale avec ses trois courbes intactes. Cette concentration sur l'alignement de la colonne vertébrale aide à atténuer les problèmes tels que les maux de dos chroniques et améliore la santé globale de la colonne vertébrale. Il est fascinant de voir les clients développer une nouvelle conscience de leur posture vertébrale, à la fois dans et hors de la salle de sport.

La souplesse et la mobilité des articulations font également partie intégrante du Pilates. Comprendre l'anatomie des articulations et la façon dont elles bougent permet de réaliser des exercices d'étirement et de renforcement plus efficaces. Le Pilates est particulièrement bénéfique pour augmenter l'amplitude des mouvements des hanches et des épaules, améliorant ainsi la souplesse générale et réduisant le risque de blessures.

En tant que professeur de gym, mon parcours dans l'anatomie du Pilates a été incroyablement enrichissant. Il m'a permis de guider les clients plus efficacement, de les aider à mieux comprendre leur corps et à apprécier les bienfaits de leurs séances d'entraînement. Le Pilates ne consiste pas seulement à effectuer une série d'exercices ; c'est un voyage dans la compréhension et l'appréciation des incroyables capacités et subtilités du corps humain. Ces connaissances permettent aux individus de pratiquer le Pilates plus efficacement, ce qui conduit à une meilleure santé, à de meilleures performances physiques et à un plus grand sentiment de bien-être.

L'importance de la posture et de l'alignement

Tout au long de mon parcours en tant que professeur de gym, j'ai pris conscience de l'importance capitale de la posture et de l'alignement dans la forme physique et le bien-être général. Ce ne sont pas seulement des mots à la mode, mais des éléments fondamentaux qui peuvent transformer la façon dont on se sent, dont on bouge et même dont on pense.

Dans notre vie quotidienne, nous avons tendance à négliger notre posture. Nous nous avachissons au bureau, nous nous penchons sur nos téléphones et nous négligeons l'alignement de notre corps. Pourtant, les répercussions d'une mauvaise posture sont considérables. Elle peut entraîner des douleurs chroniques au dos, des déséquilibres musculaires et même affecter la respiration et la digestion. En tant qu'instructeur, j'ai vu de nombreux clients qui se présentaient avec ces problèmes, sans savoir que leur posture y contribuait de manière significative.

La première étape pour résoudre ces problèmes est la prise de conscience. Lors de mes séances, je mets l'accent sur la compréhension et le maintien d'une posture adéquate. Cela implique d'éduquer les clients sur les courbes naturelles de la colonne vertébrale et sur la façon d'aligner leur corps en position debout et assise. L'alignement anatomique des oreilles, des épaules, des hanches, des genoux et des chevilles est un élément clé d'une bonne posture. Cela peut sembler simple, mais pour beaucoup, cela nécessite un effort conscient pour corriger des années de mauvaises habitudes.

L'alignement va de pair avec la posture. Il s'agit de s'assurer que les parties du corps sont correctement positionnées les unes par rapport aux autres pendant le mouvement. En Pilates, et en particulier en Wall Pilates, l'alignement est crucial. Les exercices sont conçus pour renforcer les muscles qui soutiennent un bon alignement, ce qui conduit à un meilleur équilibre et à une meilleure efficacité des mouvements. Au fur et à mesure que les clients progressent dans leur pratique, ils signalent souvent une diminution de la douleur et une plus grande facilité dans les activités quotidiennes.

De plus, une bonne posture et un bon alignement ne concernent pas seulement la santé physique. Ils ont un impact profond sur la confiance et la perception de soi. On constate une différence notable dans la façon dont les gens se comportent une fois qu'ils commencent à prêter attention à leur posture. Ils se tiennent plus droits, bougent mieux et dégagent un sentiment de confiance. Cet aspect psychologique est une partie importante du parcours de remise en forme.

Dans mon enseignement, j'ai constaté que se concentrer sur la posture et l'alignement a des effets bénéfiques considérables. Il ne s'agit pas seulement d'avoir une belle apparence, mais de créer une base solide pour la santé et le bien-être général. Cette concentration fait partie intégrante du Pilates mural, où le mur sert de rappel constant et de guide pour maintenir un bon alignement. Au fur et à mesure que mes clients apprennent à aligner et à porter leur corps correctement, ils constatent souvent que bon nombre de leurs douleurs et courbatures diminuent et qu'ils avancent dans la vie avec plus d'aisance et de confiance.

La posture et l'alignement ne sont donc pas seulement des éléments d'une routine d'entraînement, mais des compétences de vie essentielles qui améliorent la qualité de vie.

Connexion corps-esprit dans le Pilates

J'ai appris que le Pilates ne se résume pas seulement à la force physique ou à la souplesse ; il est profondément enraciné dans la connexion entre l'esprit et le corps. Cette connexion entre l'esprit et le corps est une pierre angulaire du Pilates, ce qui en fait une forme d'exercice holistique unique.

Contrairement à de nombreux autres programmes de remise en forme, le Pilates exige un niveau élevé de concentration et de conscience mentale. Il ne suffit pas de simplement suivre les mouvements ; le Pilates exige d'être pleinement présent, de s'engager mentalement dans chaque mouvement. Cette concentration sur la pleine conscience m'a toujours intrigué, et c'est quelque chose que j'insiste dans mes cours. Il s'agit de comprendre non seulement comment bouger, mais aussi pourquoi chaque mouvement est important.

L'une des premières choses que j'enseigne à mes clients est l'importance du mouvement conscient. En

Pilates, chaque action est délibérée et contrôlée, ce qui nécessite une concentration profonde. Ce contrôle conscient aide à connecter l'esprit au corps, permettant une meilleure compréhension et une meilleure maîtrise de ses mouvements. Au fur et à mesure que mes clients progressent, ils constatent souvent qu'ils sont non seulement plus forts physiquement, mais aussi plus conscients mentalement de la façon dont leur corps bouge et fonctionne.

La respiration est un autre aspect essentiel de la connexion corps-esprit dans le Pilates. Joseph Pilates lui-même a souligné l'importance de techniques de respiration appropriées dans sa méthode. Lors de mes séances, je guide les clients à travers des exercices tout en me concentrant sur leur respiration. Cette pratique de coordination de la respiration avec le mouvement améliore non seulement l'efficacité des exercices, mais aide également à centrer l'esprit, à réduire le stress et à améliorer la concentration.

De plus, la connexion corps-esprit dans le Pilates s'étend au-delà de la salle de sport. Mes clients signalent souvent une plus grande conscience corporelle dans leurs activités quotidiennes. Ils deviennent plus attentifs à leur posture lorsqu'ils sont assis, debout ou en marchant. Cette conscience constante conduit à de meilleurs schémas de mouvement et, par conséquent, à une réduction de l'inconfort et de la tension physique.

En Pilates mural, cette connexion est encore plus prononcée. Le mur fournit une rétroaction immédiate, ce qui permet aux praticiens de prendre conscience et de corriger plus facilement leur alignement et leur posture. Il agit comme un rappel physique, les aidant à rester connectés à leur corps.

La connexion corps-esprit dans le Pilates est, pour beaucoup, une expérience transformatrice. Elle enseigne la patience, la conscience et le contrôle, pas seulement sur le plan physique mais dans tous les aspects de la vie. En tant qu'instructeur, être témoin de cette transformation est l'un des aspects les plus gratifiants de mon travail. Le Pilates, en substance, est plus qu'une simple forme d'exercice ; c'est un chemin vers une vie plus consciente, plus connectée et plus équilibrée.

Les techniques de respiration en Pilates et leur importance

Les techniques de respiration du Wall Pilates ne sont pas seulement une remarque secondaire ; elles sont essentielles à l'efficacité de la pratique et à son impact profond sur le corps et l'esprit.

La respiration, dans le contexte du Wall Pilates, est bien plus qu'une simple fonction biologique. C'est un outil permettant d'améliorer l'efficacité de l'exercice, de contrôler les mouvements et de se connecter plus profondément à soi-même. L'acte de respirer dans le Wall Pilates est délibéré, synchronisé avec chaque mouvement, créant un rythme qui guide l'ensemble de l'entraînement. C'est cette respiration rythmique et consciente qui transforme un exercice physique en une expérience holistique.

Dans mes cours, je commence souvent par enseigner les bases de la respiration Pilates : des respirations profondes et contrôlées, inspirées par le nez et expirées par la bouche. Ce style de respiration est conçu pour solliciter les muscles centraux, en particulier pendant l'expiration, ce qui améliore la stabilité et la puissance des exercices. Au fur et à mesure que mes clients apprennent à coordonner leur respiration avec leurs mouvements, ils constatent souvent une augmentation significative du contrôle et de l'efficacité de chaque exercice. Cela est particulièrement perceptible dans le Pilates mural, où la précision et le contrôle sont primordiaux.

De plus, les techniques de respiration du Wall Pilates ne se limitent pas à des bienfaits physiques. Elles jouent un rôle crucial dans la concentration mentale et la relaxation. L'effort concentré pour respirer profondément et rythmiquement nécessite un niveau de pleine conscience qui ramène les clients dans le moment présent, en libérant l'esprit des distractions. Cette concentration est incroyablement bénéfique pour la réduction du stress. Beaucoup de mes clients m'ont raconté comment cette respiration ciblée les a aidés à gérer le stress et l'anxiété, à la fois pendant les séances d'entraînement et dans leur vie quotidienne.

Le mur du Pilates mural ajoute une dimension unique à ces techniques de respiration. Il agit comme un rappel physique, un support que les clients peuvent ressentir et sur lequel ils peuvent aligner leurs mouvements et leur respiration. Cette connexion au mur aide à maintenir un rythme respiratoire régulier, ce qui rend les exercices plus efficaces et l'esprit plus centré.

En substance, la respiration dans le Wall Pilates est un pont entre le physique et le mental. Elle améliore l'efficacité des exercices tout en favorisant un sentiment de calme intérieur et de pleine conscience. En tant qu'instructeur, guider les clients à travers ce processus est profondément gratifiant. Voir comment ils exploitent leur respiration pour gagner en force, en contrôle et en paix témoigne de la puissance du Wall Pilates. C'est plus qu'un simple entraînement ; c'est une pratique qui nourrit à la fois le corps et l'âme.

Construire à partir des bases

L'un des aspects les plus gratifiants a été de guider les clients tout au long de la progression du niveau de base vers les niveaux plus avancés, en particulier dans le domaine du Pilates mural. Cette transition, souvent appelée « Building on the Basics », est une phase cruciale où les compétences fondamentales sont étendues à des mouvements plus difficiles et plus complexes.

En commençant par les bases du Pilates mural, les clients apprennent les postures et les mouvements fondamentaux, en se concentrant sur la forme, la respiration et l'alignement corrects. Ces exercices fondamentaux sont les éléments de base de la pratique. Ils établissent la mémoire musculaire, la force de base et une compréhension de la façon dont le corps bouge et s'équilibre. Dans mes séances, je mets l'accent sur la maîtrise de ces bases, car elles posent les bases de toutes les progressions futures.

Mais le voyage ne s'arrête pas là. C'est en s'appuyant sur les bases que commence la véritable transformation. Une fois que mes clients sont à l'aise avec les exercices de base, nous introduisons progressivement des variantes plus difficiles. Ces mouvements avancés nécessitent plus de force, de souplesse et de contrôle, poussant le corps et l'esprit vers de nouvelles limites.

Cette progression ne consiste pas seulement à augmenter l'intensité physique ; elle vise également à approfondir la connexion avec son corps. Au fur et à mesure que les clients passent à des exercices plus avancés, ils développent une conscience accrue de leurs capacités et de leurs limites physiques. Ils apprennent à écouter leur corps, à comprendre quand il faut pousser plus fort et quand il faut se retenir. Cette conscience de soi est un élément essentiel de la forme physique, en particulier pour les hommes de plus de 40 ans, qui doivent être attentifs aux signaux de leur corps.

Dans le Pilates mural, le mur est un compagnon constant dans ce parcours de progression. Au fur et à mesure que les exercices deviennent plus complexes, le mur fournit un retour d'information et un soutien, permettant aux clients d'explorer leurs limites en toute sécurité. C'est un outil précieux pour améliorer l'équilibre, affiner la posture et intensifier l'engagement du tronc.

Développer les bases est aussi un cheminement de croissance mentale et émotionnelle. À chaque nouveau défi, les clients développent non seulement leur force physique, mais aussi leur résilience mentale. Ils apprennent la valeur de la persévérance, de la patience et du dévouement. La satisfaction de maîtriser un mouvement difficile après des semaines ou des mois de pratique est extrêmement gratifiante, tant pour le client que pour moi en tant qu'instructeur.

En résumé, « Building on the Basics » dans Wall Pilates ne se résume pas à un simple passage à des exercices avancés. C'est un voyage holistique qui implique un développement physique, mental et émotionnel. Il s'agit de repousser les limites, d'explorer le potentiel et d'embrasser le cheminement continu de l'amélioration personnelle. Au fur et à mesure que les clients progressent, ils améliorent non seulement leur condition physique, mais acquièrent également une plus grande appréciation de ce que leur corps et leur esprit peuvent accomplir.

Maintenir la cohérence et la motivation

En tant que professeur de gym, j'ai appris que l'un des plus grands défis auxquels les gens sont confrontés dans leur parcours de remise en forme est de maintenir la cohérence et la motivation. Cela est particulièrement vrai dans des pratiques comme le Pilates mural, où les progrès peuvent être progressifs et exigent un engagement régulier.

La clé pour maintenir la régularité, comme je le dis souvent à mes clients, réside dans la définition d'objectifs réalistes et dans l'instauration d'une routine. Il s'agit de faire de l'exercice une partie régulière de votre vie, plutôt que quelque chose que vous faites de manière sporadique. Dans le cadre du Pilates mural, cela peut signifier réserver des jours et des heures spécifiques pour la pratique, en veillant à ce que cela devienne aussi habituel que le brossage des dents. Le mur sert d'ancrage physique, de rappel de l'engagement envers sa santé et son bien-être.

Mais établir une routine n'est qu'une partie de l'équation. Garder la motivation à un niveau élevé est tout aussi important et souvent plus difficile. Une stratégie que j'ai trouvée efficace consiste à aider les clients à suivre leurs progrès. Dans le cadre du Wall Pilates, cela peut consister à noter les améliorations de la souplesse, de l'équilibre ou de la force musculaire au fil du temps. Lorsque les clients voient le chemin parcouru, cela renforce leur motivation à continuer.

Un autre moyen de stimuler la motivation est de varier les routines. Si la régularité dans la pratique est importante, la monotonie peut être un frein à la motivation. Introduire de nouveaux exercices, modifier la séquence ou fixer de nouveaux défis dans le cadre du programme Wall Pilates permet de garder les séances fraîches et engageantes. C'est passionnant pour les clients de s'attaquer à de nouveaux mouvements ou de perfectionner ceux qu'ils trouvaient auparavant difficiles.

Le soutien de la communauté joue également un rôle crucial dans le maintien de la motivation. Dans mes cours, je favorise un environnement de soutien et d'encouragement. Lorsque les clients voient d'autres personnes travailler vers des objectifs similaires, cela crée un sentiment de camaraderie et de motivation collective. Partager les difficultés et les succès au sein du groupe rend le parcours moins solitaire et plus agréable.

De plus, je souligne l'importance de reconnaître et de célébrer les petites victoires. Dans le domaine de la forme physique, les progrès peuvent être progressifs et il est facile de négliger les petites améliorations. Reconnaître ces réalisations, qu'il s'agisse de maintenir une pose quelques secondes de plus ou d'exécuter un mouvement avec une meilleure forme, peut être incroyablement motivant.

Enfin, j'encourage mes clients à associer leurs objectifs de remise en forme à des objectifs de vie plus vastes. Par exemple, l'amélioration de l'équilibre et de la force musculaire dans le cadre du Pilates mural peut être liée à une meilleure pratique du sport ou à des moments de jeu actifs avec leurs petits-enfants. Ce lien fournit souvent une motivation plus profonde et plus personnelle qui va au-delà de l'apparence physique ou des capacités.

En conclusion, maintenir la cohérence et la motivation dans le cadre du Pilates mural, ou de tout autre exercice de remise en forme, nécessite une approche à multiples facettes. Il s'agit d'établir des routines, de suivre les progrès, d'introduire de la variété, de favoriser la communauté, de célébrer les petites victoires et de relier la forme physique aux objectifs de vie personnels. En tant qu'instructeur, guider les clients tout au long de ce processus et les voir rester engagés et motivés est l'un des aspects les plus gratifiants de mon travail.

Pilates mural pour la rééducation

Tout au long de ma carrière de professeur de gym, j'ai pu constater la valeur exceptionnelle du Pilates mural dans le domaine de la rééducation. Cette méthode, avec son mélange unique de soutien et de résistance offert par le mur, offre un environnement idéal pour les personnes en convalescence ou souffrant de douleurs chroniques, en particulier chez les plus de 40 ans.

La rééducation est un processus délicat, qui nécessite un équilibre délicat entre la sollicitation du corps et le respect de ses limites actuelles. Le Pilates mural s'inscrit parfaitement dans cet équilibre délicat. Le mur sert de support solide, offrant stabilité et sécurité, ce qui est essentiel pour toute personne en cours de rééducation. Il permet aux individus d'effectuer des exercices avec un risque de blessure moindre, leur donnant la confiance nécessaire pour s'engager dans des mouvements qu'ils éviteraient autrement.

Dans ma pratique, j'ai pu constater à quel point le Wall Pilates peut être particulièrement bénéfique pour les personnes qui se remettent de blessures au dos ou qui souffrent de maux de dos chroniques, des problèmes courants chez les personnes âgées. Les exercices, axés sur la force musculaire et l'alignement de la colonne vertébrale, aident à renforcer les muscles qui soutiennent le dos, réduisant ainsi la douleur et améliorant la santé globale du dos. Les mouvements contrôlés et doux du Wall Pilates permettent de se renforcer sans effort, ce qui en fait un choix idéal pour la rééducation.

De plus, la polyvalence du Wall Pilates signifie que les exercices peuvent être facilement modifiés pour répondre à divers besoins de rééducation. Qu'il s'agisse d'ajuster l'intensité, l'amplitude des mouvements ou la durée, les exercices peuvent être adaptés aux besoins individuels. Cette flexibilité garantit une approche personnalisée de la rééducation, essentielle à une récupération efficace.

Un autre aspect du Wall Pilates qui le rend adapté à la rééducation est l'accent mis sur la conscience et le contrôle de l'ensemble du corps. La rééducation ne consiste pas seulement à guérir une blessure spécifique ; il s'agit de réentraîner le corps à bouger de manière à prévenir de futures blessures. Le Wall Pilates encourage ce réentraînement, en enseignant aux individus à bouger avec plus de conscience et d'efficacité.

De plus, la rééducation peut être un défi autant mental que physique. Le Pilates mural, qui met l'accent sur la connexion corps-esprit, aide les personnes en rééducation à rester mentalement engagées et positives. La concentration requise pour les exercices, combinée aux effets apaisants de la respiration contrôlée, peut être incroyablement bénéfique pour le bien-être mental pendant le processus de récupération.

L'intégration du Pilates mural dans les programmes de rééducation a été un aspect gratifiant de mon travail en tant que professeur de gym. Il est gratifiant d'être témoin des progrès graduels, mais profonds, des individus qui utilisent le Pilates mural pour surmonter les défis physiques et retrouver force, souplesse et confiance. Cette méthode ne concerne pas seulement la récupération ; elle vise à donner aux individus les moyens de prendre le contrôle de leur parcours de guérison et d'en sortir plus forts et plus résilients.

Pilates mural pour la santé du dos

Au cours de mes années en tant que professeur de gym, la méthode Pilates pour la santé du dos a été la pierre angulaire de mon approche de la remise en forme, en particulier compte tenu de la prévalence des problèmes de dos dans la société d'aujourd'hui. Le Pilates, qui met l'accent sur la force musculaire, la souplesse et l'alignement postural, offre des avantages remarquables pour le maintien et l'amélioration de la santé du dos, dont j'ai pu constater les effets chez bon nombre de mes clients.

La santé du dos est un problème complexe et multiforme. Une mauvaise posture, un mode de vie sédentaire et des mouvements incorrects contribuent souvent aux maux de dos et à l'inconfort, ce qui peut avoir un impact significatif sur la qualité de vie. Le

Pilates s'attaque à ces causes profondes en se concentrant sur le renforcement du tronc – les muscles abdominaux, du bas du dos et du bassin. Un tronc fort est essentiel pour soutenir la colonne vertébrale, maintenir une bonne posture et prévenir les blessures.

En Pilates, nous ne travaillons pas uniquement sur des groupes musculaires isolés ; les exercices sont conçus pour solliciter l'ensemble du corps de manière équilibrée. Cette approche holistique garantit qu'aucune partie du corps n'est surmenée ou négligée, favorisant ainsi l'équilibre musculaire global et l'alignement de la colonne vertébrale. En tant qu'instructeur, je guide mes clients à travers des exercices qui renforcent le dos et leur apprends à solliciter efficacement leurs muscles centraux. Cela soulage non seulement les maux de dos existants, mais aide également à prévenir les problèmes futurs.

Un autre aspect clé du Pilates pour la santé du dos est l'amélioration de la souplesse et de l'amplitude des mouvements. Les muscles tendus, en particulier ceux des hanches et des ischio-jambiers, peuvent tirer sur la colonne vertébrale et provoquer une gêne. Les exercices de Pilates étirent et renforcent en douceur ces zones, réduisant ainsi les tensions et favorisant un dos mieux aligné et sans douleur.

De plus, le Pilates encourage la prise de conscience de la mécanique corporelle et de la posture. Grâce à une pratique régulière, mes clients deviennent plus attentifs à la façon dont ils s'assoient, se tiennent debout et bougent tout au long de la journée. Cette prise de conscience accrue est essentielle pour éviter les habitudes qui conduisent souvent à des problèmes de dos.

J'ai constaté des transformations remarquables chez les clients qui se sont tournés vers le Pilates pour la santé de leur dos. Ils signalent souvent une réduction de la douleur, une mobilité accrue et une plus grande capacité à s'engager dans des activités quotidiennes sans inconfort. Pour beaucoup, le Pilates devient plus qu'une routine d'entraînement ; c'est un chemin vers un mode de vie plus actif et sans douleur.

En résumé, le Pilates propose une approche globale de la santé du dos, s'attaquant aux causes sous-jacentes des maux de dos grâce à une combinaison de force, de souplesse et d'entraînement postural. En tant qu'instructeur de gym, il a été incroyablement gratifiant d'aider les clients à renforcer leur dos, à améliorer leur posture et à améliorer leur bien-être général grâce au Pilates.

Blessures courantes chez les hommes

Dans ma carrière de professeur de gym, j'ai souvent été confronté à la prévalence de certaines blessures chez les hommes, en particulier à mesure qu'ils vieillissent. La prise en charge de ces blessures courantes chez les hommes ne se limite pas à la réadaptation ; il s'agit aussi de comprendre leurs causes et de travailler à leur prévention.

D'après mes observations et mes interactions, j'ai remarqué que les hommes souffrent souvent de blessures liées à une utilisation excessive, à une mauvaise technique ou à un manque de souplesse. Il s'agit notamment de douleurs lombaires, de blessures à l'épaule, de problèmes de genou et de tensions musculaires. Les raisons sont diverses et vont des activités sportives au stress de la vie quotidienne, en passant par le processus naturel de vieillissement.

Pour traiter ces blessures, j'ai toujours adopté une approche double : la rééducation et la prévention. Pour ceux qui souffrent déjà de blessures, l'essentiel est de proposer des exercices qui favorisent la guérison sans aggraver le problème. C'est là qu'entrent en jeu des séances d'entraînement sur mesure comme le Pilates mural. Le support du mur permet des mouvements contrôlés et à faible impact qui se concentrent sur le renforcement et la souplesse, essentiels à la guérison. Par exemple, les exercices ciblant le tronc et le bas du dos peuvent soulager les douleurs dorsales, tandis que les exercices pour les épaules et les bras peuvent aider à récupérer après une blessure à l'épaule.

La prévention est toutefois tout aussi importante. Il est essentiel d'éduquer les hommes sur les techniques d'exercices et la mécanique corporelle appropriées. De nombreuses blessures résultent d'une mauvaise posture ou d'une poussée du corps au-delà de ses limites. Dans mes cours, j'insiste sur l'importance d'écouter son corps, de comprendre la différence entre se dépasser sainement et aller trop loin. Cette éducation est la pierre angulaire de la prévention des blessures.

La souplesse et la musculation sont également des éléments clés. Souvent, les hommes se concentrent trop sur la force et négligent la souplesse, ce qui entraîne des déséquilibres musculaires et un risque accru de blessures. Il est essentiel d'intégrer des étirements et des exercices qui améliorent l'amplitude des mouvements. Le Pilates, qui met l'accent sur des mouvements fluides et contrôlés, est excellent pour développer à la fois la force et la souplesse.

Enfin, la régularité dans la pratique joue un rôle crucial. L'exercice régulier aide à maintenir la force musculaire, la souplesse et la santé des articulations, qui sont toutes essentielles à la prévention des blessures. En tant qu'instructeur, j'encourage une routine cohérente qui comprend un mélange d'entraînement cardiovasculaire, de musculation et de souplesse.

En résumé, traiter les blessures courantes chez les hommes en salle de sport ne se limite pas à traiter la blessure en question. Il s'agit d'adopter une approche globale qui comprend la rééducation, l'éducation aux techniques appropriées, un équilibre entre l'entraînement en force et en souplesse et le maintien d'une routine d'exercices cohérente. Grâce à cette approche, je vise à aider les hommes non seulement à se remettre de leurs blessures, mais aussi à renforcer leur résilience face aux problèmes futurs.

Pilates mural et perte de poids

D'après mon expérience en tant que professeur de gym, un objectif commun à de nombreux clients est la perte de poids. Bien qu'il existe différentes méthodes pour y parvenir, celle qui a toujours montré des résultats positifs est le Pilates mural. Cela peut surprendre certains, car le Pilates, en particulier le Pilates mural, n'est souvent pas la première chose qui vient à l'esprit lorsque l'on pense à la perte de poids. Cependant, son efficacité réside dans son approche de la condition physique générale et du conditionnement physique.

Le Pilates mural, une variante du Pilates traditionnel qui utilise un mur comme support et comme résistance, offre une combinaison unique d'exercices de renforcement musculaire, de tonification et de souplesse. Bien qu'il puisse sembler moins intense que les entraînements cardiovasculaires à fort impact, le Pilates mural peut être très efficace pour favoriser la perte de poids et la mise en forme du corps, en particulier lorsqu'il est associé à d'autres choix de vie sains.

L'un des aspects clés du Wall Pilates qui favorise la perte de poids est l'accent mis sur le développement de la masse musculaire maigre. Le tissu musculaire brûle plus de calories que la graisse, même au repos. Par conséquent, en augmentant la masse musculaire grâce aux exercices Wall Pilates, le corps devient plus efficace pour brûler des calories. Cela est particulièrement bénéfique pour les hommes de plus de 40 ans, car la masse musculaire commence naturellement à diminuer avec l'âge. Le maintien des muscles grâce à des exercices ciblés permet de maintenir le métabolisme actif, ce qui contribue à la gestion du poids.

De plus, le Pilates mural améliore la force et la posture du tronc, ce qui peut avoir un effet surprenant sur la perte de poids. Un tronc fort et une bonne posture améliorent l'efficacité des mouvements et des séances d'entraînement. Les clients constatent souvent qu'à mesure que leur force de base s'améliore, ils sont plus performants dans d'autres exercices et activités, ce qui entraîne une augmentation de la dépense calorique.

Un autre facteur est l'approche holistique du Pilates mural. Il encourage la pleine conscience et la conscience du corps. Cette pleine conscience peut se traduire par de meilleures habitudes alimentaires et de meilleurs choix de vie, qui sont des éléments essentiels de la perte de poids. Beaucoup de mes clients ont signalé que leur pratique du Pilates les a aidés à développer une relation plus consciente avec leur corps, ce qui a conduit à des habitudes alimentaires et de vie plus saines.

De plus, la polyvalence du Pilates mural permet de l'adapter à différents niveaux de forme physique et de le rendre plus difficile à mesure que l'on progresse. Cette adaptabilité rend les séances d'entraînement intéressantes et stimulantes, garantissant que les clients continuent à voir des résultats au fil du temps.

En conclusion, même si le Pilates mural n'est peut-être pas la méthode la plus rapide pour perdre du poids, son approche globale du développement musculaire, de l'amélioration de la posture et de la forme physique générale en fait un outil précieux dans le cadre d'un parcours de perte de poids. Associé à une alimentation équilibrée et à d'autres activités physiques, le Pilates mural peut contribuer de manière significative à atteindre et à maintenir un poids santé, en particulier pour les hommes de plus de 40 ans.

Une alimentation adaptée pour un meilleur résultat

En tant que professeur de gym, je rencontre souvent des personnes pratiquant le Pilates mural – ou toute autre forme d'exercice – qui me posent des questions sur le régime alimentaire approprié pour compléter leur programme d'entraînement. La nutrition joue un rôle crucial pour maximiser les bienfaits du Pilates mural, en particulier pour ceux qui cherchent à améliorer le tonus musculaire, à augmenter la force et à améliorer le bien-être général.

Le Pilates mural, qui met l'accent sur la force, la souplesse et l'équilibre, exige un régime alimentaire qui favorise la récupération musculaire, l'énergie et la santé générale. La clé est de trouver un équilibre de nutriments qui alimente le corps à la fois pour les séances d'entraînement et pour la récupération par la suite. Cela signifie un régime alimentaire riche en protéines maigres, en glucides complexes, en graisses saines et, bien sûr, en vitamines et minéraux provenant des fruits et légumes.

Les protéines maigres sont essentielles à la réparation et à la croissance musculaire. Pour mes clients pratiquant le Pilates mural, je suggère souvent d'incorporer à leur régime alimentaire une variété de sources de protéines comme le poulet, le poisson, les haricots et les légumineuses. Ces aliments aident à la récupération musculaire, en particulier après un entraînement intense.

Les glucides complexes sont également essentiels. Ils fournissent l'énergie nécessaire pour effectuer efficacement les exercices de Pilates. Les céréales complètes, comme le riz brun, le quinoa et les produits à base de blé entier, offrent une énergie durable, vous permettant de rester en forme tout au long de votre entraînement et de la journée.

Les graisses saines, présentes dans des aliments comme les avocats, les noix et l'huile d'olive, sont également importantes. Elles favorisent la santé générale, réduisent l'inflammation et facilitent l'absorption de certaines vitamines.

L'hydratation est un autre élément essentiel. Une bonne hydratation est essentielle pour la santé générale et contribue à garantir que le corps fonctionne de manière optimale pendant l'exercice. Je rappelle toujours à mes clients de boire beaucoup d'eau avant, pendant et après leurs séances de Pilates.

Enfin, les fruits et les légumes sont incontournables. Ils regorgent de vitamines, de minéraux et d'antioxydants qui favorisent la santé générale, réduisent les douleurs musculaires et aident à la récupération. Une alimentation riche en fruits et légumes colorés vous garantit un large éventail de nutriments essentiels à une bonne santé.

Un régime alimentaire équilibré qui intègre ces éléments répond aux exigences physiques du Wall Pilates et contribue à la santé et au bien-être général. Il ne s'agit pas seulement de manger pour une séance d'entraînement ; il s'agit de nourrir votre corps avec les bons nutriments pour une santé et des performances optimales. En tant qu'instructeur de gym, guider mes clients dans leurs choix nutritionnels est aussi important que de les guider dans leurs séances d'entraînement. Un régime alimentaire adapté peut considérablement améliorer les avantages du Wall Pilates, conduisant à de meilleurs résultats et à un mode de vie plus sain.

CHAPITRE 2 : COMMENT DÉBUTER AVEC LE PILATES MURAL

Commencer le Pilates mural, en particulier pour les débutants ou ceux qui reprennent l'exercice après une pause, peut être à la fois passionnant et un peu intimidant. Dans mon parcours en tant que professeur de gym, guider les débutants dans ce processus a été une expérience enrichissante. Le Pilates mural, avec son utilisation unique du mur comme support et résistance, offre un moyen doux mais efficace de développer la force, la souplesse et l'équilibre.

La première étape pour débuter avec le Pilates mural consiste à comprendre les bases du Pilates lui-même. Je commence souvent par expliquer les principes fondamentaux du Pilates : contrôle, concentration, précision, respiration et fluidité. Ces principes sont à la base de tous les exercices Pilates, y compris ceux effectués avec le mur. Il est important pour les débutants de comprendre ces concepts car ils constituent la base d'une pratique réussie.

Ensuite, je présente le mur à mes clients. Le mur est un outil polyvalent dans le Pilates mural. Il peut être utilisé comme support, aidant les débutants à effectuer des exercices avec une forme et un alignement appropriés. Il ajoute également de la résistance aux exercices, les rendant plus difficiles. Je montre à mes clients comment utiliser le mur efficacement - comment se tenir debout ou s'appuyer contre lui, comment l'utiliser pour l'équilibre et comment l'intégrer dans différents exercices.

Nous passons ensuite aux exercices de base. Je commence par des mouvements simples qui se concentrent sur l'engagement du tronc, la posture et l'équilibre. Il peut s'agir de squats assistés par un mur, de pompes contre un mur ou de glissements de jambes. Ces exercices sont conçus pour renforcer la confiance et la familiarité avec la pratique. L'accent est toujours mis sur la qualité du mouvement plutôt que sur la quantité.

Les techniques de respiration sont un autre aspect crucial du Wall Pilates que j'introduis très tôt. Une respiration adéquate permet d'exécuter les mouvements avec plus de contrôle et d'efficacité. Elle améliore également la concentration et l'attention.

La sécurité est une considération essentielle, surtout pour les débutants. Je veille à ce que mes clients soient conscients des limites de leur corps et les encourage à l'écouter, en évitant de trop forcer trop tôt. Je leur rappelle également l'importance d'un échauffement et d'une récupération appropriés à chaque séance.

Enfin, la régularité est essentielle dans le Pilates mural. J'encourage les débutants à pratiquer régulièrement. La régularité aide à développer et à maintenir la force, la souplesse et l'équilibre acquis grâce au Pilates.

En résumé, pour débuter avec le Pilates mural, il faut comprendre les bases du Pilates, apprendre à utiliser efficacement le mur, commencer par des exercices simples, se concentrer sur les techniques de respiration appropriées et pratiquer régulièrement. En tant qu'instructeur, guider les débutants tout au long de ce parcours consiste à garantir un monde de Pilates mural sûr, agréable et efficace.

Equipements importants et espace Pilate

Au cours de mon parcours en tant que professeur de gym, j'ai constaté que la mise en place d'un environnement adéquat et la possession de l'équipement essentiel sont essentielles pour une séance de Pilates mural efficace. Bien que le Pilates mural ne nécessite pas beaucoup d'équipement ni un vaste espace, la qualité et la pertinence de ce que vous utilisez peuvent améliorer considérablement l'expérience et l'efficacité de l'entraînement.

Tout d'abord, l'espace pour le Wall Pilates doit être adéquat. Il n'a pas besoin d'être grand, mais il doit être suffisant pour permettre une libre circulation. Un espace mural dégagé est essentiel – c'est le cœur du Wall Pilates. Ce mur doit être libre de tout obstacle, offrant une surface solide et plane sur laquelle s'appuyer, pousser ou s'équilibrer. Le bon environnement doit être apaisant et exempt de distractions, permettant de se concentrer pendant la séance. Dans ma salle de sport, j'ai un espace dédié au Wall Pilates avec une décoration minimaliste et une atmosphère tranquille, qui aide les clients à se concentrer sur l'intérieur et à se connecter avec leur corps.

En ce qui concerne l'équipement, l'un des atouts du Wall Pilates est sa simplicité. L'« équipement » principal est le mur lui-même. Cependant, quelques éléments supplémentaires peuvent améliorer la pratique. Un tapis de yoga de bonne qualité est l'un de ces éléments essentiels. Il offre un amorti et une adhérence, qui sont importants pour le confort et la sécurité, en particulier lors de la réalisation d'exercices au sol.

Les bandes de résistance sont un autre équipement utile. Ces bandes peuvent être utilisées pour une variété d'exercices, ajoutant de la résistance pour renforcer et tonifier les muscles. Elles sont particulièrement utiles pour ajouter de l'intensité aux exercices des bras et des jambes dans le cadre du Pilates mural.

Pour ceux qui cherchent à approfondir leur pratique, un ballon de stabilité peut être un ajout précieux. Il

Pg.67

peut être utilisé contre le mur pour des exercices comme les squats muraux ou les bascules du bassin, ajoutant un défi supplémentaire à l'équilibre et à la stabilité du tronc.

En termes de tenue vestimentaire, des vêtements confortables et non restrictifs sont essentiels. Les clients doivent porter des vêtements qui leur permettent de bouger librement et qui ne les gênent pas. Les chaussures ne sont généralement pas nécessaires ; la plupart des gens préfèrent faire du Pilates pieds nus ou en chaussettes pour une meilleure adhérence.

En résumé, les éléments essentiels du Wall Pilates sont assez simples : un espace mural dégagé, un bon tapis et éventuellement des bandes de résistance et un ballon de stabilité. La simplicité de l'équipement et de l'espace requis pour le Wall Pilates en fait une forme d'exercice accessible, mais les possibilités de renforcement, de tonification et d'amélioration de la souplesse sont immenses. En tant qu'instructeur, une partie de mon rôle consiste à aider les clients à tirer le meilleur parti de ces outils, en les guidant à travers des exercices qui transforment leur bien-être physique et mental.

Précautions de sécurité importantes

En tant que professeur de gym, j'ai toujours accordé une grande importance à la sécurité, en particulier lorsqu'il s'agit d'exercices comme le Pilates mural. Bien que le Pilates soit généralement une forme d'exercice à faible impact et sûre, certaines précautions sont nécessaires pour garantir un entraînement sans risque et bénéfique, en particulier pour les personnes qui pourraient être novices dans cette pratique ou qui ont des problèmes de santé spécifiques.

L'un des conseils de sécurité fondamentaux que je transmets à mes clients est l'importance de comprendre leur propre corps. Il est essentiel d'être conscient de ses limites personnelles et de ne pas aller au-delà de ce qui est confortable. Cela est particulièrement vrai pour les hommes de plus de 40 ans, qui peuvent être confrontés à des sensibilités articulaires ou à d'autres changements physiques liés à l'âge. Je les encourage à écouter leur corps et à arrêter immédiatement s'ils ressentent une douleur ou un inconfort.

Une bonne technique et une bonne posture sont essentielles dans le Pilates mural. Une mauvaise posture peut entraîner des tensions ou des blessures, notamment au niveau du dos et du cou. En tant qu'instructeur, je surveille de près les postures et les mouvements de mes clients, les corrigeant si nécessaire. Pour les débutants, je commence souvent par des exercices de base, en augmentant progressivement la difficulté à mesure qu'ils se sentent plus à l'aise et que leur posture s'améliore.

Le mur, partie intégrante du Wall Pilates, doit être utilisé correctement. Il est important de s'assurer que le mur utilisé est stable et exempt de tout objet pouvant causer des blessures. Lorsque vous vous appuyez ou poussez contre le mur, la force doit être contrôlée et répartie uniformément pour éviter toute tension excessive sur une partie du corps.

Un autre aspect essentiel de la sécurité est l'utilisation de l'équipement. Si vous utilisez des bandes de résistance ou des ballons de stabilité, je m'assure que mes clients savent comment les utiliser correctement. L'équipement doit être en bon état et adapté à l'exercice. Par exemple, les bandes de résistance ne doivent pas être déchirées ou effilochées pour éviter qu'elles ne se cassent.

Les échauffements et les récupérations sont une partie non négociable de la routine. Je commence toujours par un échauffement pour préparer le corps à l'exercice, en augmentant progressivement le rythme cardiaque et en relâchant les muscles et les articulations. De même, le refroidissement par des étirements après une séance aide à prévenir les raideurs et les courbatures musculaires.

Enfin, je conseille aux clients de rester hydratés et d'éviter le surmenage. Des gorgées d'eau régulières tout au long de la séance aident à maintenir l'hydratation et les pauses sont encouragées chaque fois que nécessaire.

En résumé, la sécurité dans le Pilates mural repose sur la compréhension et le respect de son corps, le maintien d'une forme appropriée, l'utilisation correcte du mur et de tout équipement, et la garantie d'un échauffement et d'une récupération complets. Ces pratiques sont essentielles pour un entraînement sûr et efficace, aidant à prévenir les blessures et à maximiser les avantages du Pilates. En tant qu'instructeur, guider mes clients tout au long de ce processus en toute sécurité est de la plus haute importance et l'un des aspects les plus gratifiants de mon travail.

Niveaux de condition physique

Dans mon parcours de professeur de gym, une étape cruciale avant de commencer tout programme de remise en forme, y compris le Pilates mural, est d'évaluer le niveau de forme physique d'une personne. Cette évaluation ne consiste pas à juger ou à comparer, mais à comprendre le point de départ d'une personne afin d'élaborer un programme d'entraînement à la fois sûr et efficace.

Le processus commence par une conversation. Je discute avec mes clients de leurs antécédents d'exercice, de leur mode de vie et de leurs éventuels problèmes de santé. Cette discussion permet de mieux comprendre leur niveau d'activité physique et leurs éventuelles limitations. Pour les hommes de plus de 40 ans, il est particulièrement important de prendre en compte des facteurs tels que la santé des articulations, la souplesse et toute maladie chronique comme les maladies cardiaques ou l'arthrite.

Ensuite, j'observe leurs mouvements de base. Des actions simples comme marcher, se pencher et s'asseoir peuvent en dire long sur l'équilibre, la souplesse et la posture d'une personne. Dans le Pilates mural, ces éléments sont cruciaux car ils ont un impact sur la capacité d'une personne à effectuer les exercices. L'observation de ces mouvements permet d'identifier les déséquilibres ou les zones qui nécessitent une attention particulière.

J'effectue également quelques tests de condition physique de base. Il peut s'agir d'un test de force abdominale, d'un test de souplesse et d'un test d'équilibre. Par exemple, tenir une position de planche peut donner une bonne indication de la force abdominale, tandis qu'un simple test de toucher des orteils peut évaluer la souplesse des ischio-jambiers et du bas du dos. L'équilibre peut être évalué par des exercices comme se tenir debout sur une jambe. Ces tests ne sont pas censés être difficiles, mais plutôt fournir une base de référence de la condition physique actuelle de l'individu.

Un autre aspect important est de discuter des objectifs. Comprendre ce que mes clients espèrent atteindre m'aide à créer un programme qui correspond à leurs aspirations, qu'il s'agisse d'améliorer la force, la souplesse, l'équilibre ou la forme physique générale. Cette définition d'objectifs est un processus collaboratif, garantissant que les objectifs sont réalistes et atteignables.

Une fois l'évaluation terminée, j'utilise ces informations pour concevoir un programme personnalisé de Wall Pilates. Ce programme tient compte de leur niveau de forme physique actuel, de leurs éventuelles limitations physiques et de leurs objectifs. L'idée est de commencer à un niveau confortable et d'augmenter progressivement l'intensité et la complexité des exercices.

En résumé, l'évaluation du niveau de forme physique est un élément essentiel du démarrage de tout programme de remise en forme. Il s'agit de créer une base solide sur laquelle construire un parcours de remise en forme réussi et durable. En tant qu'instructeur, guider mes clients tout au long de ce processus d'évaluation est essentiel pour les aider à atteindre leurs objectifs de remise en forme de manière sûre et efficace.

Qui devrait utiliser et qui devrait éviter le Pilates mural

Lorsque l'on se demande qui devrait adopter ou éviter le Wall Pilates, en particulier les hommes, il est important de comprendre que même si le Wall Pilates est une forme d'exercice polyvalente et généralement à faible impact, il peut ne pas convenir à tout le monde. En tant que professeur de gym, j'ai vu un large éventail de clients bénéficier du Wall Pilates, mais j'ai également conseillé à certaines personnes de l'éviter ou de demander un avis médical avant de commencer.

Qui devrait utiliser le Pilates mural :

1. Hommes de plus de 40 ans recherchant des exercices à faible impact : le Pilates mural est

excellent pour les hommes plus âgés qui ont besoin d'un entraînement doux pour les articulations mais efficace pour développer la force, la souplesse et l'équilibre.

2. Ceux qui cherchent à améliorer leur posture et leur force abdominale : les hommes qui passent de longues heures assis à un bureau ou qui ont un mode de vie sédentaire peuvent tirer d'énormes bénéfices du Pilates mural. Il est efficace pour renforcer le tronc et améliorer la posture.

3. Personnes se remettant de certaines blessures : Sous la direction d'un professionnel, les hommes se remettant de blessures spécifiques, notamment liées au dos, aux épaules ou aux genoux, peuvent trouver le Pilates mural bénéfique en raison de ses mouvements contrôlés et renforçants.

4. Hommes cherchant à améliorer leur flexibilité : Ceux qui cherchent à améliorer leur flexibilité, y compris les athlètes et les amateurs de fitness, peuvent bénéficier des aspects d'étirement et d'allongement du Wall Pilates.

5. Toute personne recherchant des exercices corps-esprit : Les hommes intéressés par des exercices combinant forme physique et bien-être mental peuvent trouver le Pilates mural particulièrement enrichissant.

Qui devrait éviter le Pilates mural :

1. Personnes souffrant d'ostéoporose sévère : Les personnes souffrant d'ostéoporose sévère ou présentant un risque élevé de fractures doivent éviter le Pilates mural en raison des risques associés à certains mouvements.

2. Hommes souffrant de maladies cardiovasculaires avancées : les personnes souffrant de maladies cardiaques avancées doivent consulter un médecin avant de commencer le Wall Pilates, car ce n'est peut-être pas la forme d'exercice la plus adaptée pour elles.

3. Ceux qui se remettent de certaines interventions chirurgicales : les hommes qui ont récemment subi des interventions chirurgicales majeures, notamment au niveau du dos, de l'abdomen ou des articulations, doivent éviter le Pilates mural jusqu'à ce qu'ils soient

complètement rétablis et autorisés par un professionnel de la santé.

4. Personnes souffrant d'une hernie aiguë : Les personnes souffrant d'une hernie aiguë peuvent constater que certains mouvements du Pilates mural aggravent leur état.

5. Personnes ressentant une douleur ou un inconfort intense : Toute personne ressentant une douleur ou un inconfort intense pendant l'exercice doit éviter le Pilates mural jusqu'à ce que la cause de la douleur soit identifiée et traitée.

En résumé, même si le Pilates mural est adaptable et bénéfique pour beaucoup, il n'est pas universellement adapté. Les hommes qui envisagent cette forme d'exercice doivent évaluer leur condition physique, consulter des professionnels de la santé si nécessaire et idéalement commencer sous la direction d'un instructeur qualifié.

CHAPITRE 3 : EXERCICES D'ÉCHAUFFEMENT

Faire du jogging sur place

Le jogging sur place est un exercice cardiovasculaire simple mais efficace qui peut être effectué pratiquement n'importe où sans nécessiter d'équipement spécial. Cet exercice est excellent pour échauffer le corps avant des séances d'entraînement plus intenses, améliorer la santé cardiovasculaire et augmenter l'endurance. C'est une activité polyvalente adaptée à tous les niveaux de forme physique, offrant les avantages du jogging sans avoir besoin d'un grand espace ou d'une piste de course.

Instructions pour le jogging sur place

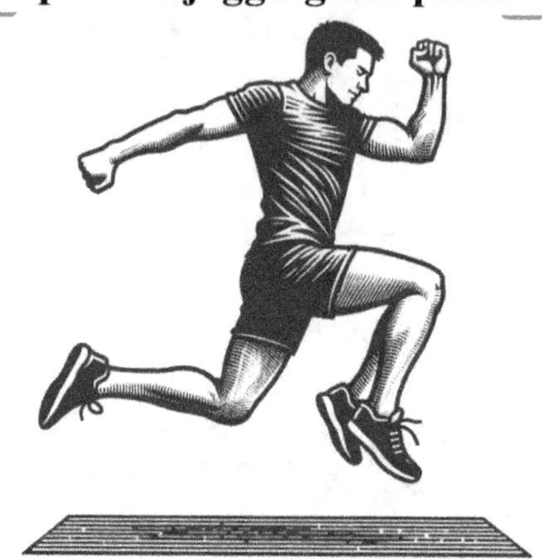

1. Position de départ : Tenez-vous debout, les pieds écartés à la largeur des hanches. Gardez le dos droit, les épaules détendues et regardez droit devant vous.

2. Mouvement : Commencez par soulever vos talons du sol et commencez à courir doucement sur place. Vos bras doivent se balancer naturellement en coordination avec le mouvement de la jambe opposée.

3. Mouvement des bras : pliez vos coudes à un angle d'environ 90 degrés. Lorsque votre genou gauche se lève, votre bras droit doit se balancer vers l'avant et

vice versa. Ce mouvement des bras est essentiel pour maintenir l'équilibre et le rythme.

4. Atterrissage : atterrissez doucement sur la pointe des pieds pour réduire l'impact sur vos articulations. Le mouvement doit être naturel et léger, tout en maintenant un rythme régulier.

5. Respiration : maintenez un rythme respiratoire régulier. Inspirez et expirez de manière rythmique pour assurer un flux constant d'oxygène pendant l'exercice.

Nombre de séries et de répétitions

- ☐ - Débutants : Commencez par 1 à 2 séries de 30 secondes à 1 minute chacune. Augmentez progressivement à mesure que votre endurance s'améliore.
- ☐ - Intermédiaire : Visez 2 à 3 séries de 2 à 3 minutes chacune.
- ☐ - Avancé : Relevez le défi avec des durées plus longues, comme 3 à 5 séries de 3 à 5 minutes chacune.

N'oubliez pas que la clé du jogging sur place réside dans la régularité et l'augmentation progressive de l'intensité. C'est un excellent exercice pour accélérer votre rythme cardiaque, améliorer votre santé cardiovasculaire et développer votre endurance au fil du temps.

Sauts avec écart

Les Jumping Jacks sont un exercice classique et dynamique qui combine le conditionnement cardiovasculaire et la tonification de tout le corps. Cet exercice est excellent pour échauffer vos muscles, augmenter votre rythme cardiaque et améliorer votre coordination et votre endurance. L'un des plus grands avantages des Jumping Jacks est leur simplicité et le fait qu'ils peuvent être effectués presque n'importe où sans aucun équipement spécial.

Instructions pour les Jumping Jacks

1. Position de départ : Tenez-vous debout, les jambes jointes et les bras le long du corps. Gardez le dos droit et le regard tourné vers l'avant.

2. Mouvement : sautez en écartant les jambes plus que la largeur des épaules tout en levant simultanément les bras au-dessus de la tête. Votre corps doit former un « X » au sommet du saut.

3. Mouvement de retour : revenez rapidement à la position de départ, en rapprochant vos jambes et vos bras le long de votre corps.

4. Respiration : inspirez lorsque vous sautez et écartez vos membres, et expirez lorsque vous revenez à la position de départ. Gardez une respiration régulière et rythmée pour maintenir votre endurance.

5. Rythme : maintenez un rythme rapide mais contrôlé. Le mouvement doit être continu, un saut se succédant au suivant.

Nombre de séries et de répétitions

Pg.83

- ☐ - Débutants : Commencez par 1 à 2 séries de 10 à 15 répétitions chacune. Concentrez-vous sur la forme et la coordination.
- ☐ - Intermédiaire : Augmenter à 2 à 3 séries de 20 à 30 répétitions.
- ☐ - Avancé : visez des séries plus longues, telles que 3 à 5 séries de 50 répétitions ou plus, ou intégrez-les dans un entraînement par intervalles à haute intensité (HIIT).

Les Jumping Jacks sont un excellent moyen d'améliorer votre santé cardiovasculaire et votre tonus musculaire. Ils peuvent être facilement intégrés à n'importe quelle routine d'entraînement, offrant un moyen rapide et efficace de faire battre votre cœur.

Cercles des bras

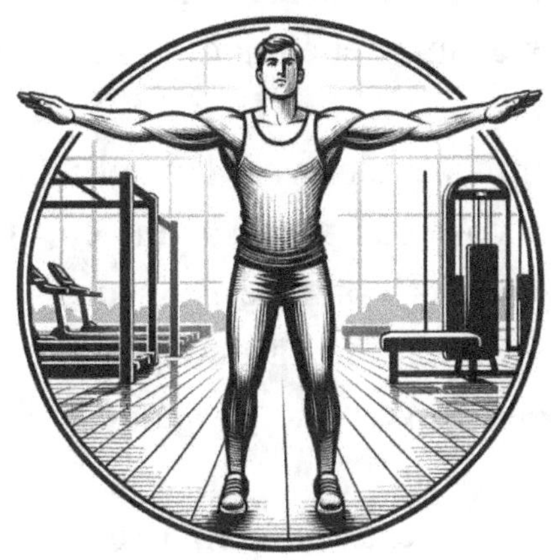

Les cercles des bras sont un exercice fondamental qui cible les épaules, les triceps et le haut du dos. Ils constituent un excellent moyen d'échauffer ces zones, d'améliorer la mobilité des épaules et de développer l'endurance musculaire. Les cercles des bras sont polyvalents et peuvent être facilement ajustés pour s'adapter à n'importe quel niveau de forme physique, ce qui en fait un excellent ajout aux routines d'échauffement à faible impact et aux séances d'entraînement plus intenses.

Instructions pour les cercles de bras

1. Position de départ : placez vos pieds à la largeur des épaules lorsque vous êtes debout. Levez vos bras à hauteur des épaules et étendez-les sur les côtés.

2. Mouvement - Cercles vers l'avant : Commencez à faire tourner vos bras vers l'avant en effectuant de petits mouvements contrôlés. Assurez-vous que le mouvement provient de l'articulation de l'épaule, en gardant le reste de votre corps stable.

3. Mouvement - Cercles vers l'arrière : Après avoir terminé les cercles vers l'avant, inversez la direction et commencez à faire tourner vos bras vers l'arrière.

4. Respiration : maintenez un rythme respiratoire régulier et régulier. Inspirez et expirez doucement pour maintenir un rythme régulier et assurer un flux constant d'oxygène.

5. Posture : Gardez le dos droit, le tronc engagé et les épaules basses et détendues pour éviter les tensions inutiles dans le cou.

Nombre de séries et de répétitions

Pg.86

☐ - Débutants : Commencez par 1 à 2 séries de 10 à 15 cercles dans chaque direction. Concentrez-vous sur la forme et la fluidité du mouvement.

☐ - Intermédiaire : Augmenter à 2 à 3 séries de 20 à 30 cercles dans chaque direction.

☐ - Avancé : pour un entraînement plus intense, visez des séries plus longues ou incorporez des poids à main pour augmenter la résistance. Essayez 3 à 5 séries de 40 cercles ou plus dans chaque direction.

Les cercles des bras sont un exercice simple mais efficace pour améliorer la force et la souplesse du haut du corps. Ils peuvent être effectués presque n'importe où et s'intègrent facilement dans n'importe quelle routine de remise en forme, offrant un moyen rapide et efficace d'échauffer et de tonifier les muscles de vos épaules et de vos bras.

Fentes

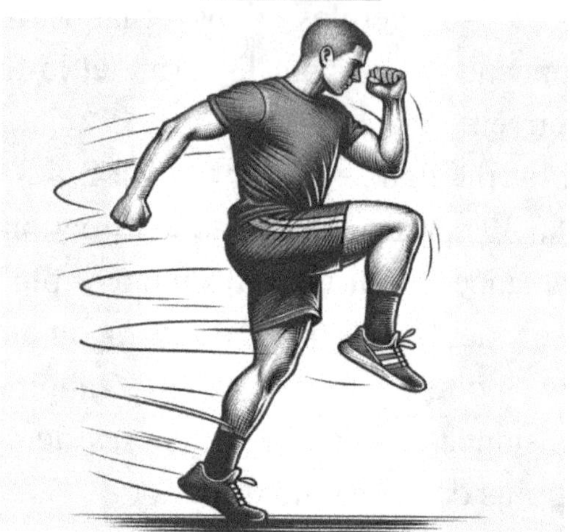

Les fentes sont un exercice de force fondamental qui cible le bas du corps, en se concentrant sur les quadriceps, les fessiers et les ischio-jambiers. Elles sont incroyablement efficaces pour développer la force du bas du corps, améliorer l'équilibre et la coordination et renforcer la stabilité du tronc. Les fentes sont polyvalentes, peuvent être effectuées avec ou sans poids et conviennent à tous les niveaux de forme physique.

Instructions pour les fentes

1. Position de départ : Tenez-vous droit, les pieds écartés à la largeur des hanches. Gardez les bras le

long du corps ou placez vos mains sur vos hanches pour garder l'équilibre.

2. Mouvement : Avancez avec un pied, environ 60 cm devant l'autre. Abaissez votre corps vers le sol en pliant les deux genoux. Visez un angle de 90 degrés au niveau du genou avant et arrière, en vous assurant que votre genou avant est aligné avec votre cheville, sans pousser sur vos orteils.

3. Phase d'abaissement : abaissez votre corps jusqu'à ce que votre genou arrière soit juste au-dessus du sol. Gardez le haut de votre corps droit et le tronc engagé.

4. Mouvement vers le haut : poussez sur le talon de votre pied avant pour revenir à la position de départ.

5. Alterner les jambes : répétez le mouvement avec la jambe opposée. Cela compte comme une répétition.

6. Respiration : Inspirez lorsque vous abaissez votre corps et expirez lorsque vous revenez à la position de départ.

Nombre de séries et de répétitions

- ☐ - Débutants : Commencez par 1 à 2 séries de 8 à 10 fentes sur chaque jambe. Concentrez-vous sur la forme et l'équilibre.
- ☐ - Intermédiaire : Effectuez 2 à 3 séries de 12 à 15 fentes par jambe.
- ☐ - Avancé : augmentez le défi en ajoutant des poids, en faisant des fentes en marchant ou en augmentant le nombre de séries et de répétitions.

Les fentes sont un excellent exercice pour ceux qui cherchent à renforcer et à tonifier le bas du corps. Elles améliorent non seulement l'endurance musculaire, mais contribuent également à une meilleure mobilité fonctionnelle dans la vie quotidienne. N'oubliez pas de contrôler vos mouvements et de maintenir une forme appropriée pour maximiser les avantages et prévenir les blessures.

Haussements d'épaules

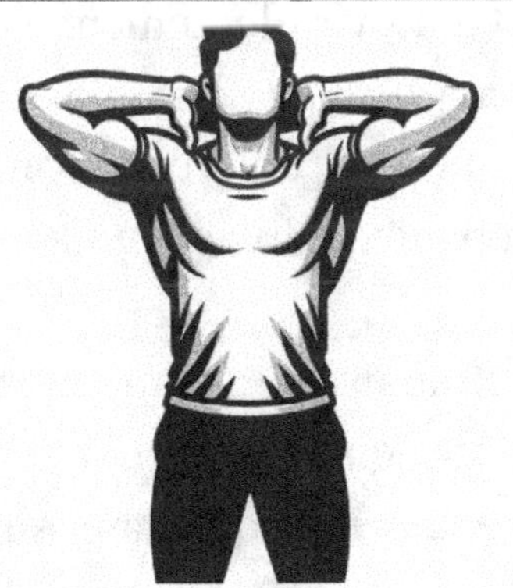

Les haussements d'épaules sont un exercice simple mais efficace qui vise à renforcer et à tonifier les muscles trapèzes supérieurs, situés dans le haut du dos et s'étendant jusqu'au cou. Cet exercice est excellent pour améliorer la mobilité et la posture des épaules, et il est particulièrement bénéfique pour ceux qui passent de longues heures à un bureau ou devant un ordinateur. Les haussements d'épaules peuvent aider à soulager la tension et la raideur dans la région du cou et des épaules.

Instructions pour hausser les épaules

1. Position de départ : maintenez une distance de la largeur des hanches entre vos pieds. À vos côtés, laissez vos bras reposer librement.

2. Mouvement : Levez lentement vos épaules vers vos oreilles, aussi haut que possible. Gardez le mouvement contrôlé, en vous concentrant sur le haussement d'épaules vers le haut.

3. Maintenez et abaissez : maintenez le haussement d'épaules en haut pendant un moment, puis abaissez lentement vos épaules jusqu'à la position de départ.

4. Respiration : Inspirez en soulevant vos épaules et expirez en les abaissant.

5. Posture : Gardez le cou détendu et le dos droit tout au long de l'exercice. Évitez de faire rouler vos épaules vers l'avant ou vers l'arrière lorsque vous haussez les épaules.

Nombre de séries et de répétitions

- ☐ - Débutants : Commencez par 2 séries de 10 à 12 répétitions. Concentrez-vous sur la forme et l'amplitude complète des mouvements.
- ☐ - Intermédiaire : Effectuez 3 séries de 12 à 15 répétitions.
- ☐ - Avancé : augmentez la difficulté en tenant des poids dans vos mains pendant l'exercice. Visez 3 à 5 séries de 15 à 20 répétitions.

Les haussements d'épaules sont un excellent moyen de renforcer et de tonifier les muscles du haut du dos et du cou, qui sont essentiels pour une bonne posture et la santé des épaules. Ils sont faciles à réaliser et peuvent être effectués n'importe où, ce qui en fait un exercice pratique pour les entraînements en salle de sport et à domicile. N'oubliez pas de contrôler le mouvement et de vous concentrer sur l'engagement des muscles pendant le haussement d'épaules.

Torsions du torse

Les torsions du torse sont un exercice bénéfique visant à améliorer la flexibilité et la mobilité de la colonne vertébrale et des muscles centraux. Cet exercice est excellent pour détendre les muscles autour de la colonne vertébrale, améliorer la mobilité rotationnelle et renforcer le tronc. C'est un mouvement populaire dans de nombreuses routines d'entraînement en raison de sa simplicité et de son efficacité, en particulier pour ceux qui cherchent à améliorer la santé globale de leur colonne vertébrale et leur posture.

Instructions pour les torsions du torse

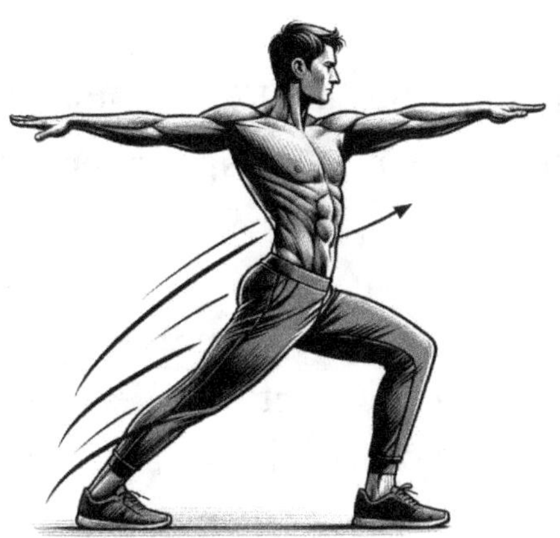

1. Position de départ : placez vos pieds à la largeur des épaules lorsque vous êtes debout. Levez vos bras à hauteur des épaules et sur les côtés.

2. Mouvement : en gardant les hanches tournées vers l'avant, tournez votre torse vers la droite aussi loin que possible sans gêne. Votre tête doit suivre la direction de la torsion et vos bras doivent rester tendus.

3. Maintenez et revenez : maintenez la torsion pendant un moment, en ressentant l'étirement le long de votre colonne vertébrale et de vos flancs. Ensuite, revenez doucement à la position de départ.

4. Répétez de l'autre côté : répétez la torsion vers le côté gauche. Cela complète une répétition.

5. Respiration : Inspirez en position de départ. Expirez en tournant et inspirez en revenant au centre.

6. Posture : Gardez une posture droite et évitez de vous pencher en avant ou en arrière. Des mouvements contrôlés et fluides sont nécessaires.

Nombre de séries et de répétitions

- ☐ - Débutants : Commencez par 2 séries de 8 à 10 répétitions de chaque côté. Concentrez-vous sur la fluidité du mouvement.
- ☐ - Intermédiaire : Effectuez 3 séries de 12 à 15 répétitions de chaque côté.
- ☐ - Avancé : Augmentez l'intensité en tenant un poids léger dans vos mains ou en augmentant le nombre de séries et de répétitions.

Les torsions du torse sont un moyen simple mais efficace d'améliorer la force de votre tronc et la souplesse de votre colonne vertébrale. Cet exercice est particulièrement bénéfique pour ceux qui passent de longues heures assis, car il aide à contrer la raideur associée à un mode de vie sédentaire. N'oubliez pas d'effectuer chaque torsion avec contrôle et de respecter les limites de votre corps.

CHAPITRE 4 : EXERCICES DE RENFORCEMENT DU TRONC

Relevés de jambes assis contre un mur

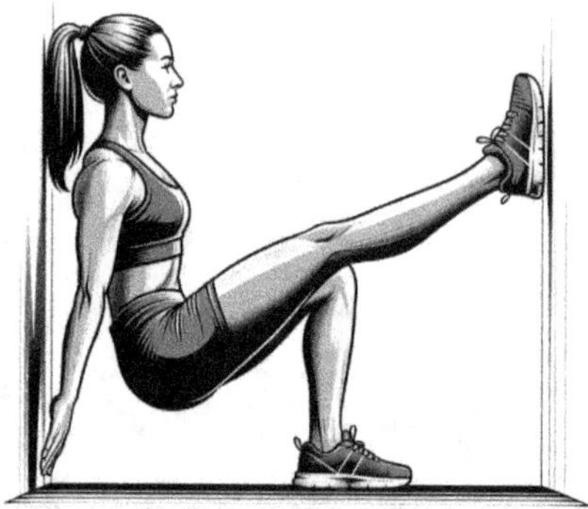

Les relevés de jambes assis contre un mur combinent la stabilité et l'endurance d'un relevé de jambes assis contre un mur avec l'intensité supplémentaire des relevés de jambes. Cet exercice est conçu pour renforcer les quadriceps, les ischio-jambiers et les muscles abdominaux, tout en améliorant l'équilibre et l'endurance musculaire. C'est un excellent entraînement pour ceux qui cherchent à augmenter la force et l'endurance du bas du corps.

Instructions pour les levées de jambes assises contre le mur

1. Position de départ : Tenez-vous debout, le dos contre un mur. Avancez vos pieds tout en glissant le long du mur, en pliant vos genoux à un angle de 90 degrés. Vos cuisses doivent être parallèles au sol et votre dos à plat contre le mur.

2. Mouvement : Une fois en position assise contre le mur, soulevez lentement une jambe du sol et étendez-la devant vous. Gardez votre pied fléchi et maintenez la jambe en l'air pendant quelques secondes.

3. Retour et répétition : abaissez la jambe jusqu'à la position de départ et répétez avec l'autre jambe. Alternez entre les jambes pour chaque répétition.

4. Respiration : inspirez en levant la jambe et expirez en la ramenant vers le bas. Gardez une respiration régulière et contrôlée.

5. Posture : Assurez-vous que votre dos reste à plat contre le mur tout au long de l'exercice. Engagez votre tronc pour maintenir l'équilibre et la stabilité.

Nombre de séries et de répétitions

- ☐ - Débutants : Commencez par 2 séries de 5 à 8 mouvements par jambe. Concentrez-vous sur le maintien d'une forme et d'un équilibre appropriés.
- ☐ - Intermédiaire : Effectuez 3 séries de 10 à 12 levées par jambe.
- ☐ - Avancé : augmentez le défi en maintenant chaque levée pendant une durée plus longue ou en ajoutant plus de séries.

Les relevés de jambes assis contre un mur sont un exercice difficile qui cible plusieurs groupes musculaires simultanément. Ils sont particulièrement bénéfiques pour ceux qui cherchent à renforcer la force du bas du corps et à améliorer l'endurance musculaire. N'oubliez pas d'effectuer l'exercice à un rythme contrôlé et de vous concentrer sur le maintien d'une bonne posture tout au long de l'exercice.

Supports de planches murales

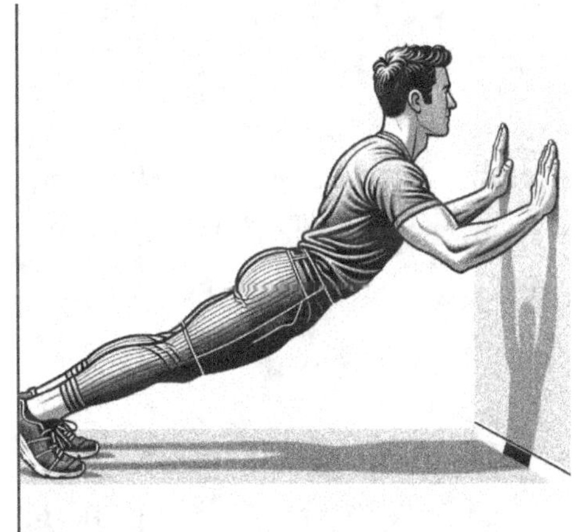

Les exercices de planche murale sont une excellente variante de la planche au sol traditionnelle qui cible les muscles du tronc, notamment les abdominaux, le dos et les épaules. Cet exercice est bénéfique pour améliorer la stabilité du tronc, la posture et la force globale. Le mur offre un soutien supplémentaire, ce qui en fait une option adaptée aux personnes de différents niveaux de forme physique ou à celles qui se préparent à une planche au sol complète.

Instructions pour les supports de planches murales

1. Position de départ : Tenez-vous debout face au mur, les bras tendus. Placez vos avant-bras sur le mur à hauteur des épaules, les coudes pliés à un angle de 90 degrés.

2. Mouvement : reculez vos pieds jusqu'à ce que votre corps forme une ligne droite de votre tête à vos talons. Votre corps doit être incliné par rapport au mur.

3. Maintenez la position : engagez votre tronc, en serrant vos fessiers et vos cuisses pour garder votre corps droit. Assurez-vous que votre cou est dans une position neutre, alignée avec votre colonne vertébrale.

4. Respiration : maintenez un rythme respiratoire régulier. Inspirez et expirez lentement, en veillant à maintenir votre tronc engagé tout au long de la respiration.

5. Posture : Gardez votre corps aussi droit que possible, en évitant tout affaissement du bas du dos ou tout soulèvement des hanches.

Nombre de séries et de répétitions

- ☐ - Débutants : Commencez par 2 à 3 séries de 20 à 30 secondes. Concentrez-vous sur le maintien d'une forme et d'un alignement corrects.
- ☐ - Intermédiaire : Visez 3 séries de 45 secondes à 1 minute.
- ☐ - Avancé : augmentez la durée ou ajoutez des variantes, comme lever une jambe ou un bras à la fois. Essayez de tenir la position pendant plus d'une minute ou d'effectuer plusieurs séries.

Les exercices de planche murale sont un exercice polyvalent et efficace pour renforcer le tronc et améliorer la stabilité. Ils sont particulièrement bénéfiques pour ceux qui travaillent sur la force de leur tronc ou recherchent une alternative à faible impact aux planches traditionnelles. N'oubliez pas de contrôler vos mouvements et de vous concentrer sur le maintien d'une posture forte et stable tout au long de l'exercice.

Les grimpeurs de Wall Mountain

Les Wall Mountain Climbers sont un exercice dynamique et de haute intensité qui combine les avantages de l'entraînement cardiovasculaire avec le renforcement musculaire. Cet exercice est une variante des traditionnels Floor Mountain Climbers, le mur ajoutant un élément de stabilité et réduisant l'impact sur les poignets et les épaules. C'est un excellent entraînement pour augmenter la fréquence cardiaque, brûler des calories et solliciter plusieurs groupes musculaires.

Instructions pour les grimpeurs de Wall Mountain

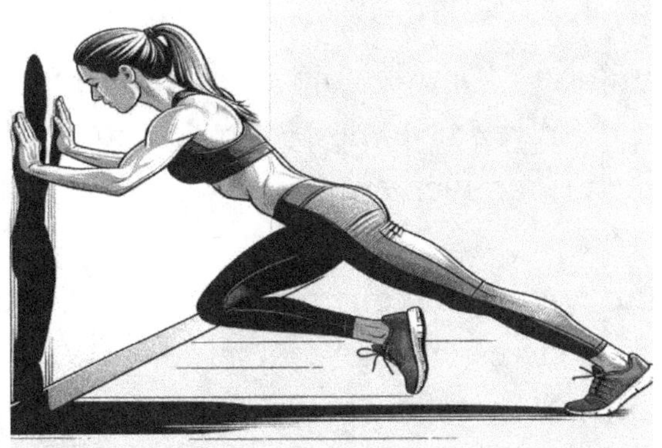

1. Position de départ : Tenez-vous debout face au mur. Placez vos mains sur le mur à hauteur des épaules, à environ une longueur de bras. Reculez de manière à ce que votre corps forme une position de planche inclinée, les pieds écartés à la largeur des hanches.

2. Mouvement : Commencez par ramener un genou vers votre poitrine, tout en gardant l'autre jambe tendue derrière vous. Changez rapidement de jambe, en amenant l'autre genou vers l'avant et en étendant la première jambe vers l'arrière.

3. Rythme : maintenez un rythme soutenu, en alternant rapidement les jambes comme si vous courriez sur place contre un mur. Le mouvement doit être fluide et continu.

4. Respiration : Gardez une respiration régulière et rythmée. Inspirez et expirez rapidement en suivant le rythme des mouvements de vos jambes.

5. Posture : Assurez-vous que votre dos est droit et que votre tronc est engagé tout au long de l'exercice. Votre corps doit rester dans une position de planche stable et inclinée.

Nombre de séries et de répétitions

- □ - Débutants : Commencez par 2 séries de 20 à 30 secondes chacune. Concentrez-vous sur le maintien de la forme et le développement de l'endurance.
- □ - Intermédiaire : Effectuez 3 séries de 30 à 45 secondes chacune, en augmentant la vitesse à mesure que vous vous sentez plus à l'aise.
- □ - Avancé : Relevez le défi avec des durées plus longues ou plus de séries, en visant 3 à 5 séries de 1 minute ou plus.

Les Wall Mountain Climbers sont un exercice polyvalent et efficace pour ceux qui cherchent à améliorer leur condition cardiovasculaire et leur force musculaire. Ils sont particulièrement bénéfiques pour tous ceux qui recherchent un entraînement à haute énergie et à faible impact. N'oubliez pas de contrôler les mouvements et de vous concentrer sur le maintien d'une posture forte et stable tout au long de l'exercice.

Torsions obliques sur un mur debout

Les torsions obliques debout sur un mur sont un exercice dynamique qui cible les muscles obliques, qui sont essentiels pour la force du tronc, les mouvements de rotation et la stabilité générale. Cet exercice implique un mouvement de torsion qui sollicite les muscles obliques, offrant un entraînement efficace pour tonifier la taille et améliorer la stabilité du tronc. C'est un excellent ajout à toute routine de remise en forme visant à développer une section médiane forte et définie.

Instructions pour les torsions obliques debout sur un mur

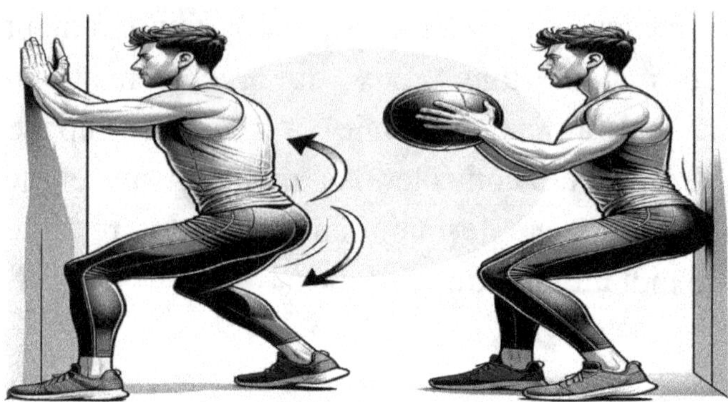

1. Position de départ : placez-vous de côté contre le mur, à environ un bras de distance. Tenez un ballon lesté ou un objet lesté similaire avec les deux mains devant vous, à hauteur de poitrine.

2. Mouvement : en gardant les hanches et les jambes immobiles, faites pivoter votre torse pour amener doucement le ballon vers le mur. Touchez le mur avec le ballon en appliquant une légère pression.

3. Mouvement de retour : faites pivoter votre torse dans la direction opposée, en déplaçant le ballon sur votre corps tout en maintenant votre position.

4. Respiration : Inspirez en vous tournant vers le mur et expirez en amenant le ballon sur votre corps.

5. Posture : Gardez le dos droit et le tronc engagé tout au long de l'exercice. Le mouvement doit provenir de la taille, et non des hanches ou des jambes.

Nombre de séries et de répétitions

- □ - Débutants : Commencez par 2 séries de 10 à 12 torsions de chaque côté. Concentrez-vous sur la forme et l'engagement de vos muscles obliques.
- □ - Intermédiaire : Effectuez 3 séries de 15 à 20 torsions par côté.
- □ - Avancé : Augmentez le défi en utilisant un ballon médicinal plus lourd ou en augmentant le nombre de séries et de répétitions.

Les torsions obliques contre un mur sont un excellent exercice pour ceux qui souhaitent renforcer et définir leurs muscles obliques. Le mouvement de torsion contrôlé permet non seulement de tonifier la taille, mais améliore également les mouvements fonctionnels qui impliquent une rotation. N'oubliez pas d'effectuer l'exercice avec contrôle, en vous concentrant sur l'engagement de votre tronc et en maintenant un alignement correct tout au long du mouvement.

Cercles de jambes avec support mural

Les cercles de jambes avec support mural sont un excellent exercice pour améliorer la souplesse, la force des jambes et la mobilité des hanches. Cet exercice implique des mouvements circulaires de la jambe tout en utilisant le mur comme support, ce qui en fait un choix fantastique pour ceux qui se concentrent sur des mouvements de jambes contrôlés et précis. Il est particulièrement bénéfique pour améliorer la mobilité des articulations et le contrôle musculaire des hanches et des jambes.

Instructions pour les cercles de jambes supportés par un mur

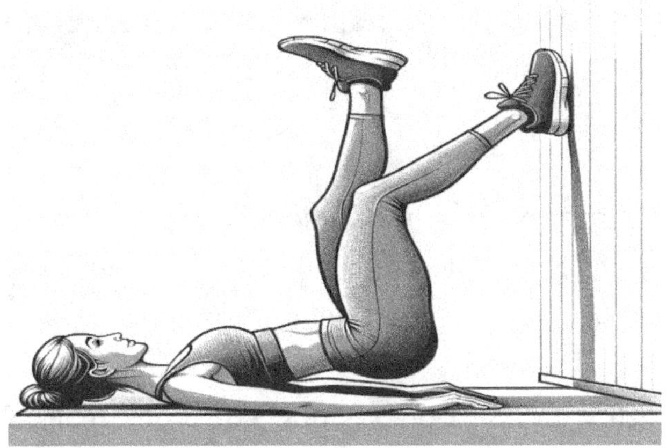

1. Position de départ : Allongez-vous sur le dos sur un tapis, face au mur. Soulevez vos jambes et appuyez les contre le mur en les gardant droites. Votre corps et vos jambes doivent former un angle de 90 degrés.

2. Mouvement : en gardant une jambe appuyée contre le mur, déplacez lentement l'autre jambe dans un mouvement circulaire. Le mouvement doit être contrôlé et provenir de la hanche.

3. Direction et amplitude : effectuez les cercles dans le sens des aiguilles d'une montre et dans le sens inverse. L'amplitude du mouvement dépend de votre souplesse : commencez doucement et augmentez progressivement.

4. Changez de jambe : après avoir terminé la série avec une jambe, passez à l'autre jambe et répétez l'exercice.

5. Respiration : inspirez lorsque vous commencez le cercle et expirez lorsque vous le terminez. Gardez votre respiration régulière et contrôlée.

6. Posture : Assurez-vous que votre dos reste à plat sur le tapis et que votre tronc est engagé tout au long de l'exercice.

Nombre de séries et de répétitions

- ☐ - Débutants : Commencez par 2 séries de 5 cercles dans chaque direction pour chaque jambe.
- ☐ - Intermédiaire : Effectuez 3 séries de 8 à 10 cercles dans chaque direction par jambe.
- ☐ - Avancé : augmentez la taille des cercles ou le nombre de répétitions pour un entraînement plus difficile.

Les cercles de jambes avec support mural sont un excellent moyen d'améliorer la souplesse et la force de la partie inférieure de votre corps, en particulier au niveau des hanches. Ils sont également bénéfiques pour améliorer votre contrôle des mouvements des jambes, ce qui est précieux dans diverses activités physiques et sportives. N'oubliez pas d'effectuer l'exercice avec contrôle et dans les limites de votre amplitude de mouvement pour éviter toute tension.

<u>Crunchs contre un mur inversé</u>

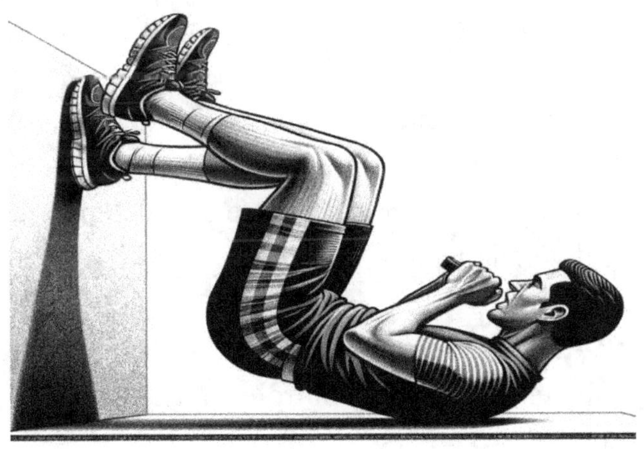

Les crunchs inversés sont une variante unique de l'exercice de crunch traditionnel, utilisant un mur pour augmenter l'intensité et l'efficacité de l'entraînement. Cet exercice cible spécifiquement les muscles abdominaux, améliorant la force et la stabilité du tronc. C'est un excellent choix pour ceux qui cherchent à ajouter une touche de défi à leurs séances d'entraînement de base.

Instructions pour les crunchs contre un mur inversé

1. Position de départ : Allongez-vous sur le dos sur un tapis, les hanches près du mur. Levez les jambes et appuyez-les contre le mur, formant un angle de 90 degrés au niveau des hanches et des genoux.

2. Mouvement : sollicitez vos muscles abdominaux et effectuez un crunch en soulevant le haut de votre corps vers vos genoux. Gardez votre cou détendu et votre regard vers le haut.

3. Retour : Abaissez lentement le haut de votre corps vers le tapis, en gardant le contrôle tout au long du mouvement.

4. Respiration : Inspirez lorsque vous abaissez votre corps et expirez lorsque vous vous soulevez dans le crunch.

5. Posture : Assurez-vous que le bas de votre dos reste en contact avec le tapis tout au long de l'exercice pour éviter toute tension.

Nombre de séries et de répétitions

- ☐ - Débutants : Commencez par 2 séries de 8 à 10 répétitions. Concentrez-vous sur l'engagement de votre tronc et le maintien d'une forme correcte.
- ☐ - Intermédiaire : Effectuez 3 séries de 12 à 15 répétitions.
- ☐ - Avancé : Augmentez l'intensité en maintenant la position de crunch pendant quelques secondes ou en ajoutant plus de séries et de répétitions.

Les crunchs inversés sont un exercice puissant pour renforcer les muscles abdominaux et améliorer la stabilité du tronc. Ils offrent une approche plus stimulante que les crunchs traditionnels, ce qui les rend idéaux pour ceux qui cherchent à intensifier leurs entraînements de base. N'oubliez pas d'effectuer l'exercice avec contrôle, en vous concentrant sur l'engagement de vos muscles abdominaux tout au long du mouvement.

Ponts muraux élévateurs

Les ponts muraux sont un exercice efficace pour renforcer les fessiers, les ischio-jambiers et le tronc. Cet exercice est une variante du pont traditionnel, utilisant un mur pour ajouter de la stabilité et de l'intensité. Il est excellent pour améliorer la force du bas du corps, renforcer la stabilité du bassin et peut être particulièrement bénéfique pour ceux qui cherchent à soulager les douleurs lombaires.

Instructions pour les ponts muraux

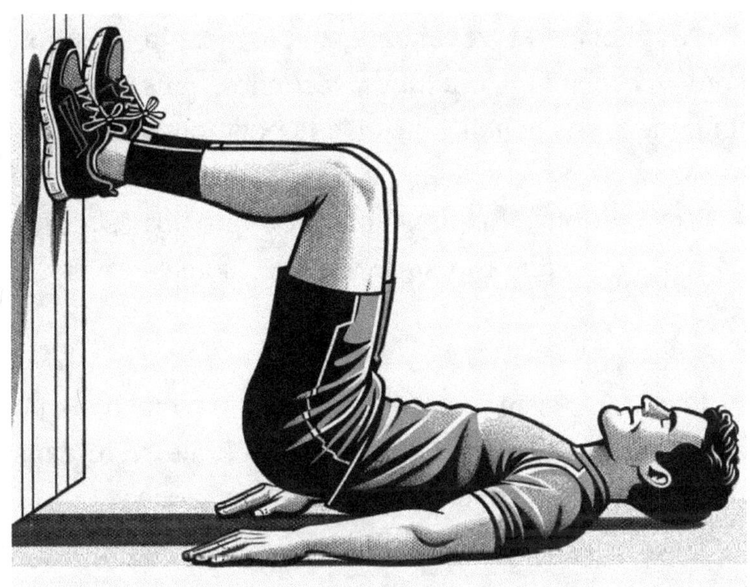

1. Position de départ : Allongez-vous sur le dos, les bras à plat sur le sol pour vous soutenir. Placez vos pieds à plat contre le mur, les genoux pliés de manière à ce que vos cuisses et vos mollets forment un angle de 90 degrés.

2. Mouvement : engagez votre tronc et vos fessiers pour soulever vos hanches du sol, formant une ligne droite des épaules aux genoux. Gardez vos pieds appuyés contre le mur.

3. Maintenez et revenez : maintenez la position soulevée pendant quelques secondes, puis abaissez lentement vos hanches jusqu'à la position de départ.

4. Respiration : Inspirez lorsque vous abaissez vos hanches et expirez lorsque vous les soulevez vers le haut.

5. Posture : Assurez-vous que vos mouvements sont contrôlés et que votre colonne vertébrale reste dans une position neutre tout au long de l'exercice.

Nombre de séries et de répétitions

- ☐ - Débutants : Commencez par 2 séries de 8 à 10 répétitions. Concentrez-vous sur l'engagement de vos fessiers et le maintien du contrôle.
- ☐ - Intermédiaire : Effectuez 3 séries de 12 à 15 répétitions.
- ☐ - Avancé : Augmentez le défi en maintenant la position soulevée pendant une durée plus longue ou en ajoutant plus de séries et de répétitions.

Les Wall Bridge Lifts sont un exercice fantastique pour cibler le bas du corps et le tronc. Ils sont particulièrement utiles pour ceux qui cherchent à renforcer leurs fessiers et leurs ischio-jambiers tout en travaillant sur la stabilité de leur tronc. N'oubliez pas d'effectuer l'exercice avec contrôle, en vous concentrant sur le maintien d'une forme et d'un alignement appropriés tout au long du mouvement.

Planches latérales avec rotation

Les planches latérales avec rotation sont une variante avancée de l'exercice classique de planche latérale, ajoutant un mouvement de rotation pour solliciter davantage les muscles abdominaux et obliques. Cet exercice combine la stabilisation du tronc avec un mouvement dynamique, améliorant l'équilibre, la force et la souplesse. Il est particulièrement efficace pour ceux qui cherchent à mettre au défi leurs muscles abdominaux et à améliorer le contrôle général du corps.

Instructions pour les planches de paroi latérale avec rotation

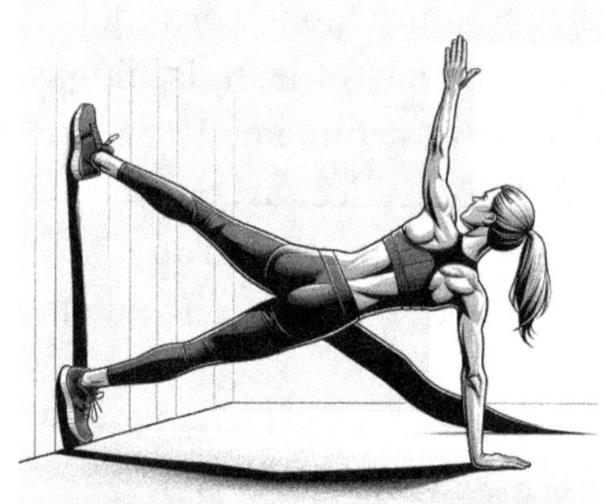

1. Position de départ : Commencez en position de planche latérale, les pieds contre le mur. Placez votre avant-bras sur le sol, en vous assurant qu'il est directement sous votre épaule. Étendez votre autre bras vers le plafond.

2. Mouvement : En gardant vos pieds contre le mur pour vous soutenir, faites pivoter votre torse vers le sol et passez votre bras tendu sous votre corps.

3. Rotation et retour : revenez à la position de départ en étendant votre bras vers le plafond. Cela complète une répétition.

4. Respiration : Inspirez en tournant et en passant la main sous votre corps, et expirez en revenant à la position de départ.

5. Posture : gardez votre corps en ligne droite de la tête aux pieds. Engagez votre tronc et vos obliques tout au long du mouvement pour maintenir la stabilité.

Représentation visuelle
Voici une image pour vous guider à travers la forme appropriée pour les planches de paroi latérale avec rotation :

Nombre de séries et de répétitions

- Débutants : Commencez par 2 séries de 5 à 8 répétitions de chaque côté. Concentrez-vous sur le maintien de la forme et du contrôle.
- Intermédiaire : Effectuez 3 séries de 10 à 12 répétitions de chaque côté.
- Avancé : Augmentez le défi en maintenant la rotation pendant quelques secondes ou en ajoutant plus de séries et de répétitions.

Les planches latérales avec rotation sont un exercice difficile mais gratifiant pour améliorer la force et la stabilité du tronc. Elles nécessitent concentration et contrôle, ce qui en fait un excellent ajout à toute routine d'entraînement visant à améliorer les performances et la stabilité du tronc. N'oubliez pas d'effectuer l'exercice dans les limites de votre niveau de confort et de vous concentrer sur le maintien d'un alignement correct tout au long du mouvement.

Crunch inversé contre le mur

Les crunchs inversés contre un mur sont un exercice puissant qui cible les muscles abdominaux inférieurs. Cet exercice ajoute une touche unique au crunch inversé traditionnel en incorporant un mur pour plus de résistance et de contrôle. Il est particulièrement efficace pour ceux qui cherchent à renforcer leur tronc, à améliorer le contrôle du bassin et à cibler les abdominaux inférieurs souvent difficiles.

Instructions pour les crunchs inversés contre le mur

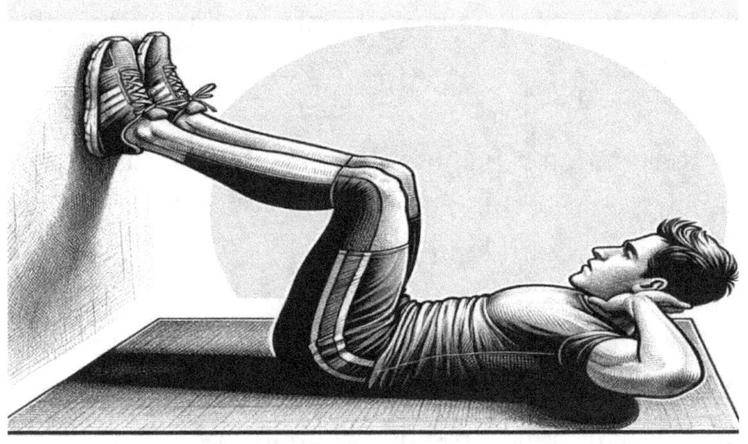

1. Position de départ : Allongez-vous sur le dos sur un tapis, les bras à plat sur le sol ou sur votre cou pour plus de stabilité. Placez vos jambes vers le haut, les pieds à plat contre le mur, formant un angle de 90 degrés au niveau des hanches et des genoux.

2. Mouvement : engagez vos muscles abdominaux et soulevez vos hanches du sol, en ramenant vos genoux vers votre poitrine. Vos pieds doivent glisser le long du mur pendant que vous effectuez le mouvement.

3. Retour : Abaissez lentement vos hanches jusqu'à la position de départ, en contrôlant le mouvement

pour maintenir l'engagement de vos muscles abdominaux.

4. Respiration : Inspirez lorsque vous abaissez vos hanches et expirez lorsque vous soulevez et contractez vos abdominaux.

5. Posture : maintenez le bas du dos appuyé contre le sol et évitez tout mouvement brusque. Le mouvement doit être fluide et contrôlé.

Nombre de séries et de répétitions

- ☐ - Débutants : Commencez par 2 séries de 8 à 10 répétitions. Concentrez-vous sur l'engagement de vos abdominaux inférieurs et sur le maintien du contrôle.
- ☐ - Intermédiaire : Effectuez 3 séries de 12 à 15 répétitions.
- ☐ - Avancé : Augmentez le défi en maintenant la position soulevée pendant quelques

secondes ou en ajoutant plus de séries et de répétitions.

Les crunchs inversés contre le mur sont un excellent exercice pour solliciter le tronc en profondeur et cibler les abdominaux inférieurs. Ils offrent un moyen contrôlé et efficace de renforcer le tronc, essentiel pour la stabilité et la force globales. N'oubliez pas d'effectuer l'exercice avec contrôle, en vous concentrant sur l'engagement de vos muscles abdominaux tout au long du mouvement.

V-Sits muraux

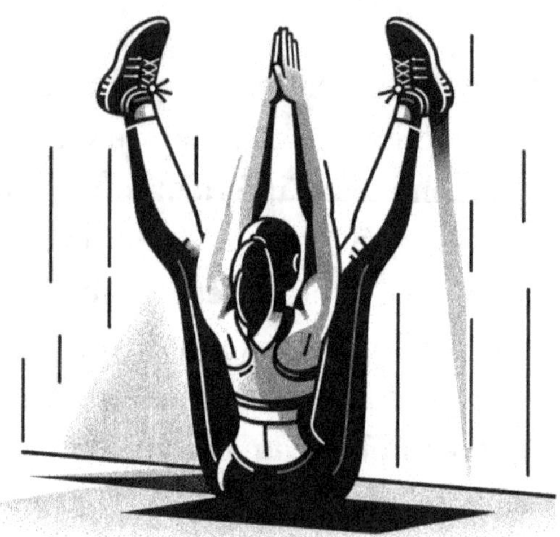

Les V-Sits muraux sont un exercice de base exigeant qui améliore la force, l'équilibre et la souplesse. Cet exercice est une variante du V-Sit traditionnel, utilisant le mur comme support pour le dos. Il est particulièrement efficace pour solliciter les muscles abdominaux, améliorer la posture et renforcer la stabilité du tronc.

Instructions pour les V-Sits muraux

1. Position de départ : asseyez-vous sur le sol, le dos contre le mur. Gardez les jambes jointes et droites devant vous, et les bras le long du corps.

Pg.126

2. Mouvement : soulevez vos jambes du sol en les gardant droites. Appuyez-vous légèrement contre le mur pour vous soutenir pendant que vous levez vos jambes.

3. Forme en « V » : étendez vos bras vers vos jambes levées, formant ainsi un « V » avec votre corps. Engagez votre tronc pour maintenir l'équilibre.

4. Maintenez et revenez : maintenez la position pendant quelques secondes, puis abaissez lentement vos jambes et revenez à la position de départ.

5. Respiration : Inspirez lorsque vous vous préparez à lever vos jambes et expirez lorsque vous les soulevez en position V-Sit.

6. Posture : Assurez-vous que vos mouvements sont contrôlés et que votre dos reste droit tout au long de l'exercice.

Nombre de séries et de répétitions

- ☐ - Débutants : Commencez par 2 séries de 5 à 8 répétitions. Concentrez-vous sur le maintien de la forme et du contrôle.
- ☐ - Intermédiaire : Effectuez 3 séries de 10 à 12 répétitions.
- ☐ - Avancé : augmentez la difficulté en maintenant la position V-Sit plus longtemps ou en ajoutant plus de séries et de répétitions.

Les V-Sits muraux sont un excellent exercice pour ceux qui cherchent à renforcer leurs muscles abdominaux et à améliorer leur stabilité générale. L'utilisation du mur comme support permet de se concentrer sur la forme et l'engagement des bons muscles. N'oubliez pas d'effectuer l'exercice dans les limites de votre niveau de confort et de vous concentrer sur le maintien d'un alignement et d'un contrôle appropriés tout au long du mouvement.

CHAPITRE 5 : EXERCICES DE FLEXIBILITÉ

Étirement des ischio-jambiers avec assistance murale

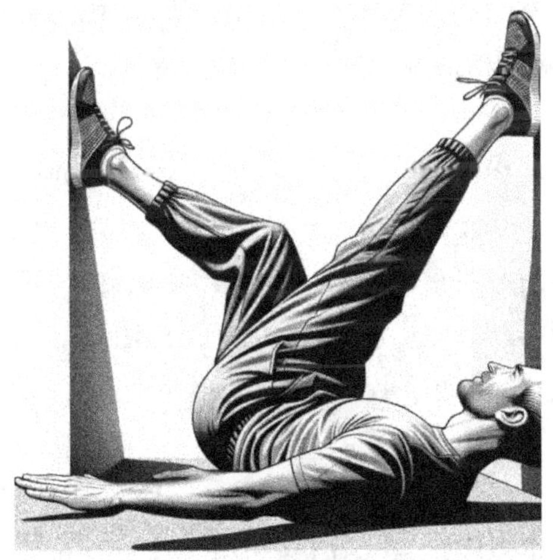

L'étirement des ischio-jambiers assisté par un mur est un moyen efficace et doux d'améliorer la souplesse des ischio-jambiers, essentiel pour de nombreuses activités et la santé générale des jambes. Particulièrement dans le cadre du Pilates mural, cet étirement intègre les principes de mouvement contrôlé et d'alignement, ce qui en fait un choix idéal pour améliorer la souplesse et réduire les tensions dans le bas du corps.

Instructions pour l'étirement des ischio-jambiers avec l'aide d'un mur

1. Position de départ : Allongez-vous sur le dos sur un tapis, près d'un mur. Soulevez vos jambes et placez-les bien droites contre le mur, formant un angle de 90 degrés avec votre corps.

2. Mouvement d'étirement : tirez doucement une jambe vers votre poitrine, en gardant l'autre jambe droite et appuyée contre le mur. Saisissez l'arrière de votre cuisse ou de votre mollet, selon votre souplesse, pour approfondir l'étirement.

3. Maintenez l'étirement : maintenez l'étirement pendant 20 à 30 secondes, en ressentant une légère traction dans l'ischio-jambier de la jambe tendue. Votre dos doit rester à plat sur le tapis et l'autre jambe doit rester en contact avec le mur.

4. Changement de jambe : ramenez soigneusement la jambe contre le mur et répétez l'étirement avec l'autre jambe.

5. Respiration : respirez profondément et régulièrement pendant l'étirement. Inspirez pendant que vous vous préparez à l'étirement et expirez pendant que vous l'approfondissez doucement.

6. Posture : gardez vos hanches droites et alignées. Le haut de votre corps doit rester détendu sur le tapis.

Nombre de séries et de répétitions

- ☐ - Fréquence : Cet étirement peut être effectué quotidiennement, notamment après des entraînements intensifs pour les jambes ou des périodes prolongées de position assise.
- ☐ - Durée : Maintenez chaque étirement pendant 20 à 30 secondes par jambe. Répétez 2 à 3 fois de chaque côté pour un bénéfice maximal.

L'étirement des ischio-jambiers avec l'aide d'un mur est excellent pour augmenter la souplesse des jambes, ce qui est essentiel pour une gamme d'activités physiques et la mobilité globale. C'est un moyen simple mais efficace de soulager les tensions dans les ischio-jambiers et peut être facilement intégré à votre routine de fitness ou de Pilates habituelle. N'oubliez pas d'effectuer l'étirement en douceur et dans les limites de votre confort pour éviter toute tension.

Étirement des mollets debout contre un mur

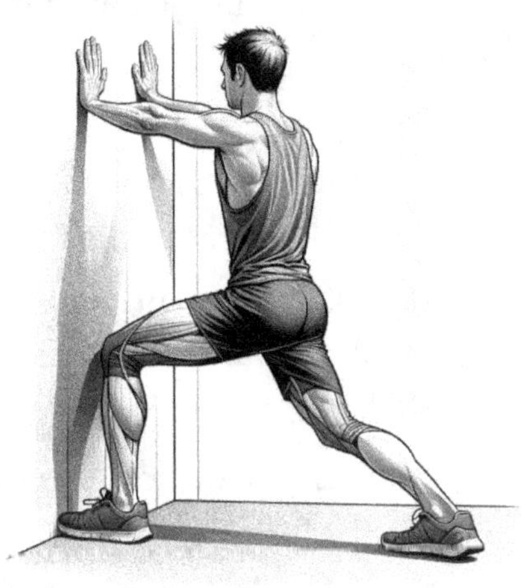

L'étirement des mollets contre un mur cst un exercice simple mais très efficace pour détendre les muscles tendus des mollets, qui sont essentiels pour diverses activités comme la marche, la course et le saut. Cet étirement est particulièrement bénéfique pour les personnes qui passent beaucoup de temps debout ou celles qui pratiquent un sport. Il aide à améliorer la souplesse des muscles du mollet et peut prévenir les blessures liées aux tensions musculaires.

Instructions pour l'étirement des mollets debout contre un mur

1. Position de départ : placez-vous face à un mur. Placez vos mains sur le mur à hauteur des épaules pour vous soutenir.

2. Mouvement : reculez d'une jambe en gardant le talon appuyé au sol. L'autre jambe doit être pliée vers l'avant. Assurez-vous que les deux pieds pointent droit devant.

3. Étirement : penchez-vous vers le mur en gardant la jambe arrière droite pour approfondir l'étirement du muscle du mollet. Vous devriez sentir une légère traction dans la partie inférieure de votre jambe tendue.

4. Maintenez et changez : maintenez l'étirement pendant environ 20 à 30 secondes, puis changez de jambe et répétez.

5. Respiration : respirez profondément et régulièrement pendant l'étirement. Expirez à mesure que vous approfondissez l'étirement pour favoriser la relaxation musculaire.

6. Posture : gardez vos hanches droites et face au mur. Assurez-vous que le talon de votre jambe tendue reste en contact avec le sol tout au long de l'étirement.

Nombre de séries et de répétitions

- - Fréquence : Cet étirement peut être effectué quotidiennement, notamment après des activités qui sollicitent les muscles du mollet.
- - Durée : Maintenez chaque étirement pendant 20 à 30 secondes par jambe. Répétez 2 à 3 fois de chaque côté pour des résultats optimaux.

L'étirement des mollets contre un mur est un excellent moyen de maintenir la souplesse des muscles du mollet, ce qui est essentiel pour la mobilité et la prévention des blessures. Il s'agit d'un exercice d'étirement simple et efficace qui peut être facilement intégré à n'importe quelle routine quotidienne ou programme d'entraînement. N'oubliez pas d'effectuer l'étirement en douceur et dans une plage confortable pour éviter les étirements excessifs.

Étirement des épaules contre le mur

L'étirement des épaules contre le mur est un exercice efficace pour détendre les muscles tendus des épaules et de la poitrine. Cet étirement est particulièrement bénéfique pour les personnes qui passent de longues heures à un bureau ou qui se livrent à des activités entraînant une mauvaise posture. Il aide à améliorer la souplesse des épaules, à ouvrir la poitrine et peut améliorer considérablement la mobilité du haut du corps.

Instructions pour l'étirement de l'ouverture des épaules contre le mur

1. Position de départ : placez-vous de côté, à côté d'un mur. Étendez le bras le plus proche du mur et placez-le à plat contre le mur à hauteur des épaules. Votre paume doit être à plat et vos doigts pointés loin de votre corps.

2. Mouvement : tournez doucement votre corps vers l'extérieur, en vous concentrant sur l'étirement des

muscles des épaules et de la poitrine du bras tendu. Gardez votre bras droit tout au long de l'étirement.

3. Maintenez et relâchez : maintenez l'étirement pendant environ 20 à 30 secondes, en ressentant une légère ouverture dans votre épaule et votre poitrine. Relâchez et changez de côté pour répéter l'étirement avec l'autre bras.

4. Respiration : respirez profondément et régulièrement pendant l'étirement. Expirez à mesure que vous approfondissez l'étirement pour favoriser la relaxation musculaire.

5. Posture : gardez votre corps droit et évitez les étirements excessifs. Des mouvements contrôlés et fluides sont nécessaires.

Nombre de séries et de répétitions

- □ - Débutants : Commencez par 2 séries de 20 à 30 secondes par bras. Concentrez-vous sur un étirement doux sans forcer.

- ☐ - Intermédiaire : Effectuez 3 séries en maintenant la position jusqu'à 45 secondes par bras.
- ☐ - Avancé : Augmentez la durée ou l'intensité en maintenant l'étirement plus longtemps ou en incorporant des mouvements doux pour approfondir l'étirement.

L'étirement des épaules contre le mur est un excellent exercice pour relâcher les tensions dans le haut du corps et améliorer la souplesse générale des épaules et de la poitrine. Il s'agit d'un exercice d'étirement simple et efficace qui peut être facilement intégré à n'importe quelle routine quotidienne ou programme d'entraînement. N'oubliez pas d'effectuer l'étirement en douceur et dans une plage confortable pour éviter les étirements excessifs.

Étirement de la poitrine avec assistance murale

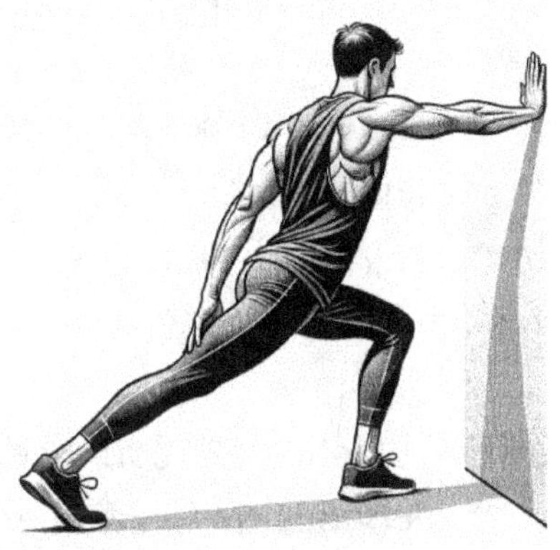

L'étirement thoracique assisté par mur est un exercice simple et efficace pour ouvrir et étirer les muscles de la poitrine. Cet étirement est particulièrement bénéfique pour les personnes qui passent beaucoup de temps assises ou qui ont des activités qui font pencher les épaules vers l'avant. Il aide à soulager les tensions dans la poitrine et les épaules, améliorant ainsi la posture et la souplesse du haut du corps.

Instructions pour l'étirement de la poitrine avec l'aide d'un mur

1. Position de départ : Tenez-vous face à un mur. Étendez un bras sur le côté et placez votre paume à plat contre le mur à hauteur d'épaule.

2. Mouvement : tournez doucement votre corps vers l'extérieur en gardant le bras tendu. Vous devriez sentir un étirement au niveau des muscles de la poitrine du bras tendu.

3. Maintenez et relâchez : maintenez l'étirement pendant 20 à 30 secondes, puis revenez lentement à la position de départ. Changez de bras et répétez l'étirement.

4. Respiration : respirez profondément et régulièrement pendant l'étirement. Inspirez lorsque vous vous préparez à vous étirer et expirez lorsque vous approfondissez l'étirement.

5. Posture : gardez votre corps droit et évitez les étirements excessifs. Des mouvements contrôlés et fluides sont nécessaires.

Nombre de séries et de répétitions

- ☐ - Débutants : Commencez par 2 séries de 20 à 30 secondes par bras. Concentrez-vous sur un étirement doux sans forcer.
- ☐ - Intermédiaire : Effectuez 3 séries en maintenant la position jusqu'à 45 secondes par bras.
- ☐ - Avancé : Augmentez la durée ou l'intensité en maintenant l'étirement plus longtemps ou en incorporant des mouvements doux pour approfondir l'étirement.

L'étirement thoracique assisté par un mur est un excellent moyen d'améliorer la souplesse de la poitrine et des épaules. Il s'agit d'un exercice simple qui peut être facilement intégré à n'importe quelle routine quotidienne ou programme d'entraînement, aidant à contrer les effets d'une mauvaise posture et des tensions musculaires. N'oubliez pas d'effectuer l'étirement en douceur et dans une plage confortable pour éviter les étirements excessifs.

Étirement latéral avec support mural

L'étirement latéral avec appui mural est un excellent exercice pour augmenter la souplesse et l'amplitude des mouvements du torse et des muscles latéraux. Cet étirement est bénéfique pour ceux qui ressentent des tensions sur les côtés du corps, souvent en raison d'une position assise prolongée ou d'activités répétitives. Il aide à allonger les muscles situés sur les côtés du corps, à améliorer la posture et à réduire les tensions.

Instructions pour l'étirement latéral avec support mural

1. Position de départ : placez-vous de côté, à côté d'un mur. Placez la main la plus proche du mur pour vous soutenir, à peu près à hauteur d'épaule.

2. Mouvement : levez l'autre bras au-dessus de votre tête et penchez-vous vers le mur, créant ainsi un étirement profond sur le côté de votre torse. Assurez-vous que vos hanches restent alignées et ne poussez pas vers l'avant.

3. Maintenez et relâchez : maintenez l'étirement pendant 20 à 30 secondes, en ressentant une légère élongation le long de votre flanc. Revenez doucement à la position de départ et changez de côté.

4. Respiration : Inspirez profondément en étendant votre bras et expirez en approfondissant l'étirement.

5. Posture : Gardez la colonne vertébrale longue et évitez de plier le torse. Le mouvement doit venir de la taille.

Nombre de séries et de répétitions

- □ - Débutants : Commencez par 2 séries de 20 à 30 secondes de chaque côté. Concentrez-vous sur un étirement doux sans forcer.
- □ - Intermédiaire : Effectuez 3 séries de 45 secondes maximum par côté.
- □ - Avancé : Augmentez la durée ou l'intensité en maintenant l'étirement plus longtemps ou

en incorporant des mouvements doux pour approfondir l'étirement.

L'étirement latéral avec support mural est un moyen efficace de soulager les tensions et d'améliorer la souplesse des côtés du torse. Il s'agit d'un exercice simple qui peut être facilement intégré à n'importe quelle routine quotidienne ou programme d'entraînement, aidant à maintenir une bonne posture et une souplesse générale du corps. N'oubliez pas d'effectuer l'étirement doucement et dans une plage confortable pour éviter les étirements excessifs.

Étirement des triceps avec appui sur un mur

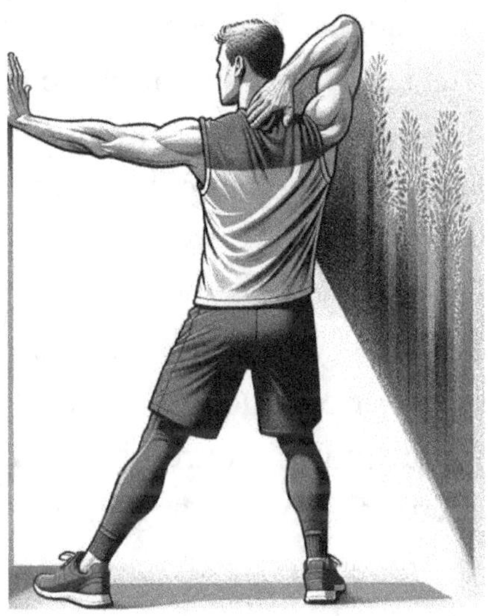

L'étirement des triceps avec support mural est un exercice ciblé conçu pour étirer et soulager la tension dans les muscles des triceps. Cet étirement est particulièrement utile pour les personnes qui pratiquent des activités qui sollicitent fortement les bras et les épaules. Il aide à améliorer la souplesse des bras supérieurs, essentielle pour une amplitude de mouvement complète et la prévention des blessures.

Instructions pour l'étirement des triceps avec l'aide d'un mur

1. Position de départ : placez-vous dos au mur. Tendez un bras au-dessus de votre tête et pliez-le de manière à ce que votre main atteigne le milieu de votre dos, le coude pointant vers le haut.

2. Mouvement : En vous appuyant sur le mur pour garder l'équilibre et vous soutenir, appuyez doucement sur votre coude plié avec votre autre main pour approfondir l'étirement. Vous devriez sentir une légère traction le long du triceps du bras plié.

3. Maintenez et changez : maintenez l'étirement pendant environ 20 à 30 secondes, puis relâchez et changez de bras, en répétant l'étirement.

4. Respiration : inspirez en vous étirant et expirez en approfondissant l'étirement. Respirez profondément pour faciliter la relaxation musculaire.

5. Posture : Gardez votre colonne vertébrale droite et évitez de vous pencher en avant ou en arrière.

Nombre de séries et de répétitions

- ☐ - Débutants : Commencez par 2 séries de 20 à 30 secondes par bras. Concentrez-vous sur un étirement doux sans forcer.
- ☐ - Intermédiaire : Effectuez 2 à 3 séries de 45 secondes maximum par bras.
- ☐ - Avancé : Augmentez la durée ou l'intensité en maintenant l'étirement plus longtemps ou en incorporant des mouvements doux pour approfondir l'étirement.

L'étirement des triceps avec l'aide d'un mur cst un moyen efficace d'augmenter la flexibilité des bras et de soulager les tensions. C'est un exercice simple qui peut être facilement intégré à n'importe quelle routine quotidienne ou programme d'entraînement, aidant à maintenir une bonne santé des bras et à prévenir les raideurs. N'oubliez pas d'effectuer l'étirement doucement et dans une plage confortable pour éviter les étirements excessifs.

Étirement des muscles fléchisseurs de la hanche avec assistance murale

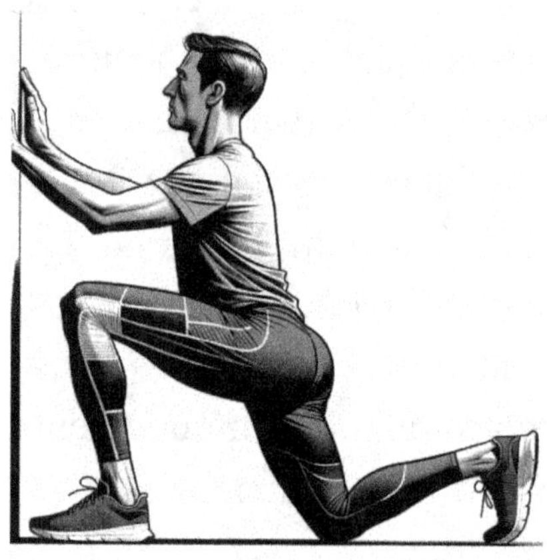

L'étirement des muscles fléchisseurs de la hanche avec l'aide d'un mur est un exercice très efficace conçu pour étirer et soulager les tensions dans les muscles fléchisseurs de la hanche. Cet étirement est particulièrement utile pour les personnes qui restent assises pendant de longues périodes ou qui participent à des activités impliquant des mouvements répétitifs des jambes. Il contribue à améliorer la flexibilité de la région des hanches et peut aider à prévenir les douleurs lombaires et à améliorer la posture.

Instructions pour l'étirement des muscles fléchisseurs de la hanche avec l'aide d'un mur

1. Position de départ : Agenouillez-vous et tournez le dos au mur. Placez le genou d'une jambe sur le sol près du mur et le pied de l'autre jambe devant, formant une position de fente.

2. Mouvement : appuyez votre genou arrière contre le mur pour plus d'étirement. Poussez doucement vos hanches vers l'avant pour approfondir l'étirement des muscles fléchisseurs de la hanche de la jambe arrière.

3. Maintenez et changez : maintenez l'étirement pendant 20 à 30 secondes, en ressentant un étirement profond à l'avant de votre hanche. Relâchez doucement et passez à l'autre jambe, en répétant l'étirement.

4. Respiration : inspirez en positionnant votre corps et expirez en intensifiant l'étirement. Respirez profondément pour favoriser la relaxation musculaire.

5. Posture : Gardez le haut de votre corps droit et évitez de cambrer excessivement le bas du dos.

Nombre de séries et de répétitions

- ☐ - Débutants : Commencez par 2 séries de 20 à 30 secondes par jambe. Concentrez-vous sur un étirement doux sans forcer.
- ☐ - Intermédiaire : Effectuez 2 à 3 séries de 45 secondes maximum par jambe.
- ☐ - Avancé : Augmentez la durée ou l'intensité en maintenant l'étirement plus longtemps ou en incorporant des mouvements doux pour approfondir l'étirement.

L'étirement des muscles fléchisseurs de la hanche avec l'aide d'un mur est un excellent moyen de soulager la tension des muscles fléchisseurs de la hanche et d'améliorer la souplesse du bas du corps. Il s'agit d'un exercice simple qui peut être facilement intégré à n'importe quelle routine quotidienne ou programme d'entraînement, aidant à maintenir la santé des hanches et à prévenir les raideurs. N'oubliez pas d'effectuer l'étirement doucement et dans une plage confortable pour éviter les étirements excessifs.

Flexion vers l'avant avec support mural

Le Wall Supported Forward Bend est un exercice d'étirement profond qui cible les ischio-jambiers, le bas du dos et les mollets. Cet étirement est particulièrement bénéfique pour ceux qui ressentent des tensions dans ces zones, que ce soit en raison d'une position assise prolongée, d'une activité physique intense ou d'une raideur naturelle. Le mur offre un soutien et permet un étirement plus contrôlé et plus efficace.

Instructions pour la flexion avant avec support mural

1. Position de départ : placez-vous debout, le dos contre un mur. Vos pieds doivent être écartés de la largeur des hanches et parallèles.

2. Mouvement : Penchez-vous lentement vers l'avant au niveau des hanches tout en gardant le dos droit. Tendez la main vers vos orteils. Vos mains peuvent toucher le sol, vos chevilles ou reposer sur vos tibias, selon votre souplesse.

3. Maintenez et relâchez : maintenez la flexion avant pendant 20 à 30 secondes, en ressentant un étirement dans vos ischio-jambiers et le bas du dos. Gardez vos jambes droites mais évitez de bloquer vos genoux.

4. Respiration : inspirez en vous tenant debout et expirez en vous penchant en avant. Respirez profondément pour faciliter la relaxation musculaire.

5. Posture : Assurez-vous que votre dos reste droit lorsque vous vous penchez en avant. Le mur aidera à maintenir l'alignement.

Nombre de séries et de répétitions

- ☐ - Débutants : Commencez par 2 séries de 20 à 30 secondes. Concentrez-vous sur la sensation d'un étirement doux sans effort.

- □ - Intermédiaire : Effectuez 2 à 3 séries de 45 secondes maximum.
- □ - Avancé : Augmentez la durée ou l'intensité en maintenant l'étirement plus longtemps ou en incorporant des mouvements doux pour approfondir l'étirement.

La flexion avant appuyée contre un mur est un excellent moyen d'améliorer la souplesse du bas du corps et de soulager les tensions au niveau des ischio-jambiers et du bas du dos. C'est un exercice simple qui peut être facilement intégré à n'importe quelle routine quotidienne ou programme d'entraînement, aidant à maintenir une bonne souplesse et à prévenir les raideurs. N'oubliez pas d'effectuer l'étirement en douceur et dans une plage confortable pour éviter les étirements excessifs.

Torsion vertébrale assistée par mur

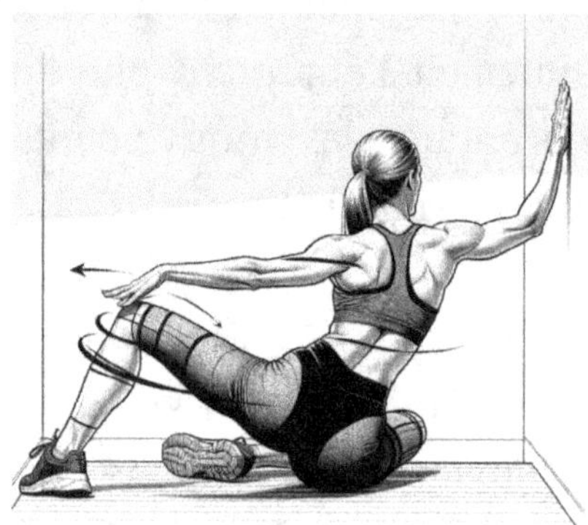

La torsion vertébrale assistée par mur est un étirement rajeunissant qui cible la colonne vertébrale, favorisant la souplesse et soulageant les tensions dans le dos. Il est excellent pour décompresser la colonne vertébrale après de longues périodes d'assise ou dans le cadre d'un retour au calme dans une routine d'entraînement. Cette torsion aide à détendre les muscles du dos et à améliorer la mobilité de la colonne vertébrale, contribuant ainsi à la santé globale du dos.

Instructions pour la torsion vertébrale assistée par mur

1. Position de départ : asseyez-vous sur le sol, le dos contre le mur. Vos jambes peuvent être étendues devant vous ou avec une jambe pliée pour plus de confort.

2. Mouvement : tournez votre torse d'un côté. Étendez le bras du côté vers lequel vous tournez le long du mur pour vous soutenir, tandis que votre autre bras croise votre genou opposé pour approfondir la torsion.

3. Maintenez et changez de position : maintenez la position torsadée pendant environ 20 à 30 secondes, en ressentant un léger étirement lc long de votre colonne vertébrale et de votre dos. Revenez lentement au centre et répétez de l'autre côté.

4. Respiration : inspirez profondément en vous asseyant droit et expirez en vous tournant. Une respiration régulière permet d'approfondir l'étirement et de détendre les muscles.

5. Posture : Gardez la colonne vertébrale droite et allongée pendant la torsion. Évitez de vous affaisser ou de vous effondrer les épaules.

Nombre de séries et de répétitions

- ☐ - Débutants : Commencez par 2 séries de 20 à 30 secondes de chaque côté. Concentrez-vous sur un étirement doux sans effort excessif.
- ☐ - Intermédiaire : Effectuez 2 à 3 séries de 45 secondes maximum par côté.
- ☐ - Avancé : Augmentez la durée ou l'intensité en maintenant l'étirement plus longtemps ou en incorporant des mouvements doux pour approfondir l'étirement.

Le mouvement de torsion de la colonne vertébrale assisté par un mur est un exercice bénéfique pour améliorer la flexibilité de la colonne vertébrale et soulager la tension dans les muscles du dos. Il s'agit d'un exercice d'étirement simple et efficace qui peut être intégré à n'importe quelle routine quotidienne ou programme d'entraînement pour maintenir une colonne vertébrale saine et souple. N'oubliez pas d'effectuer l'étirement en douceur et dans une plage confortable pour éviter de trop vous étirer.

Étirement des quadriceps avec appui sur un mur

L'étirement des quadriceps avec mur est un excellent exercice pour détendre les quadriceps tendus, le groupe musculaire situé à l'avant de la cuisse. Cet étirement est particulièrement bénéfique pour les personnes qui pratiquent la course à pied, le vélo ou toute autre activité impliquant fortement les jambes. Il contribue à améliorer la souplesse de la région des cuisses, à réduire le risque de blessure et à favoriser la récupération musculaire.

Instructions pour l'étirement des quadriceps avec l'aide d'un mur

1. Position de départ : Tenez-vous debout, dos au mur. Utilisez une main pour vous appuyer sur le mur afin de garder l'équilibre.

2. Mouvement : pliez une jambe derrière vous et tenez votre cheville avec la main du même côté. Assurez-vous que votre genou pointe vers le bas et n'est pas écarté.

3. Étirement : poussez doucement vos hanches vers l'avant tout en rapprochant votre cheville de votre corps. Vous devriez sentir un étirement à l'avant de votre cuisse.

4. Maintenez et changez : maintenez l'étirement pendant 20 à 30 secondes, puis relâchez doucement votre jambe et passez de l'autre côté.

5. Respiration : inspirez lorsque vous installez la position et expirez lorsque vous approfondissez l'étirement.

6. Posture : Gardez votre corps droit et votre jambe d'appui légèrement pliée pour maintenir l'équilibre.

Nombre de séries et de répétitions

- □ - Débutants : Commencez par 2 séries de 20 à 30 secondes par jambe. Concentrez-vous sur la sensation d'un étirement doux sans effort.
- □ - Intermédiaire : Effectuez 2 à 3 séries de 45 secondes maximum par jambe.

☐ - Avancé : Augmentez la durée ou l'intensité en maintenant l'étirement plus longtemps ou en incorporant des mouvements doux pour approfondir l'étirement.

L'étirement des quadriceps avec mur est un excellent moyen de soulager les tensions dans les cuisses et d'améliorer la souplesse du bas du corps. C'est un exercice simple qui peut être facilement intégré à n'importe quelle routine quotidienne ou programme d'entraînement, aidant à maintenir la santé musculaire et à prévenir les raideurs. N'oubliez pas d'effectuer l'étirement doucement et dans une plage confortable pour éviter les étirements excessifs.

CHAPITRE 6 : EXERCICES POUR LE HAUT DU CORPS

Pompes contre le mur

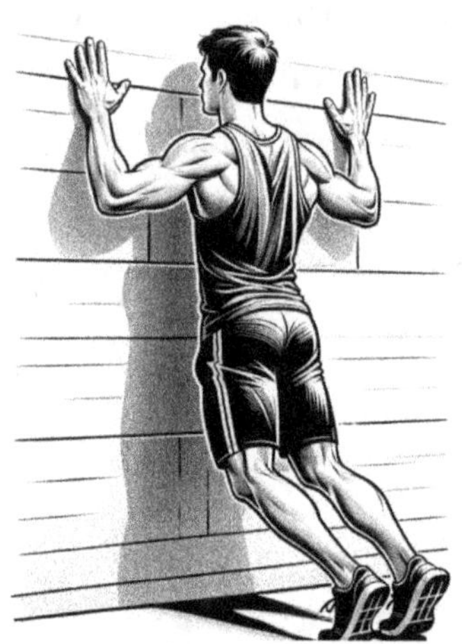

Les pompes murales sont un exercice fantastique pour les débutants ou ceux qui cherchent à renforcer le haut de leur corps sans l'intensité des pompes au sol traditionnelles. Cet exercice cible la poitrine, les épaules et les triceps, et est également bénéfique pour améliorer la stabilité et la force globales du haut du corps. Les pompes murales sont un excellent point de départ pour les débutants en fitness ou dans le cadre d'un programme de rééducation.

Instructions pour les pompes contre le mur

1. Position de départ : placez-vous face à un mur, à environ un bras de distance. Placez vos mains sur le mur à hauteur des épaules et plus écartées que la largeur des épaules.

2. Mouvement : penchez-vous vers le mur, en pliant les coudes jusqu'à ce que votre visage touche presque le mur. Gardez votre corps en ligne droite de la tête aux talons.

3. Poussez vers l'arrière : Poussez vers l'arrière jusqu'à la position de départ, en étendant vos bras et en engageant les muscles de votre poitrine et de vos bras.

4. Respiration : Inspirez en vous penchant vers le mur et expirez en revenant à la position de départ.

5. Posture : maintenez le dos droit et engagez votre tronc tout au long de l'exercice pour plus de stabilité.

Nombre de séries et de répétitions

- ☐ - Débutants : Commencez par 2 séries de 8 à 10 répétitions. Concentrez-vous sur la maîtrise de la forme et le développement de la force.
- ☐ - Intermédiaire : Effectuez 3 séries de 12 à 15 répétitions.
- ☐ - Avancé : augmentez le défi en effectuant plus de séries ou en ajoutant des variantes comme des pompes sur une jambe contre un mur.

Les pompes murales sont un moyen accessible et efficace de renforcer le haut du corps. Elles sont polyvalentes, peuvent être effectuées n'importe où avec un mur et conviennent à tous les niveaux de forme physique. N'oubliez pas de contrôler vos mouvements et de vous concentrer sur l'engagement de votre poitrine, de vos bras et de votre tronc tout au long de l'exercice.

Dips triceps contre un mur

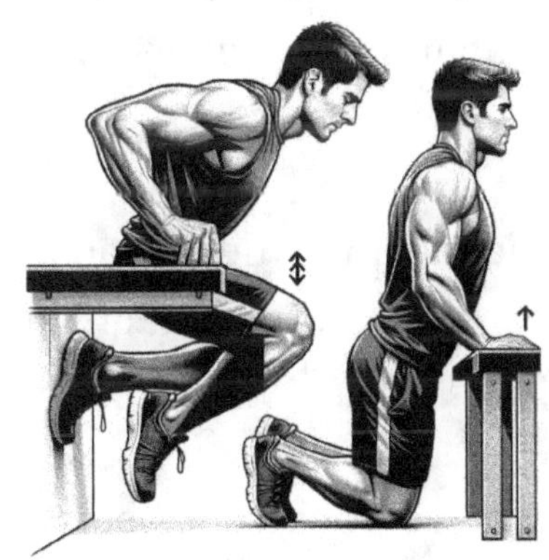

Les dips muraux pour triceps sont un exercice efficace pour renforcer et tonifier les muscles des triceps. Ils constituent une excellente alternative aux dips traditionnels pour triceps et sont particulièrement bénéfiques pour ceux qui trouvent les dips au sol ou sur banc trop difficiles. Cet exercice peut être facilement modifié pour s'adapter à différents niveaux de forme physique et est excellent pour développer la force du haut des bras.

Instructions pour les dips triceps contre le mur

1. Position de départ : placez-vous face à un muret ou à un banc solide. Placez vos mains sur le bord, à la largeur des épaules.

2. Mouvement : Étendez vos jambes vers l'avant, en gardant vos pieds à plat sur le sol. Pliez vos coudes à un angle de 90 degrés et abaissez lentement votre corps.

3. Pompes : Revenez à la position de départ en redressant vos bras, en vous concentrant sur l'engagement de vos triceps.

4. Respiration : Inspirez lorsque vous vous abaissez et expirez lorsque vous vous relevez.

5. Posture : Gardez le dos près du mur ou du banc tout au long de l'exercice. Évitez de laisser vos hanches s'affaisser.

Nombre de séries et de répétitions

- ☐ - Débutants : Commencez par 2 séries de 8 à 10 répétitions. Concentrez-vous sur le maintien d'une bonne forme.
- ☐ - Intermédiaire : Effectuez 3 séries de 10 à 12 répétitions.
- ☐ - Avancé : Augmentez le défi en ajoutant plus de séries ou en élevant vos pieds pour intensifier l'exercice.

Les dips muraux pour triceps sont un moyen polyvalent et efficace de cibler les triceps, ce qui en fait un ajout précieux à tout entraînement du haut du corps. N'oubliez pas de contrôler vos mouvements et de vous concentrer sur l'engagement de vos triceps tout au long de l'exercice.

Glissières murales à bras

Les glissements des bras contre le mur sont un exercice efficace pour améliorer la mobilité des épaules et renforcer les muscles du haut du dos et des épaules. Cet exercice est particulièrement bénéfique pour les personnes qui souffrent de raideurs dans la région des épaules ou qui passent de longues périodes assises à un bureau. Les glissements des bras contre le mur aident à promouvoir une bonne posture et peuvent être un ajout précieux à un programme de rééducation de l'épaule.

Instructions pour les glissières murales

1. Position de départ : Tenez-vous debout, le dos contre le mur. Levez les bras et pliez les coudes à 90 degrés, en plaçant les avant-bras et le dos des mains contre le mur.

2. Mouvement : faites glisser vos bras le long du mur, en gardant votre dos, vos bras et vos mains en contact avec le mur tout au long du mouvement. Étendez-vous aussi loin que vous le pouvez sans gêne.

3. Mouvement de retour : faites glisser lentement vos bras vers le bas jusqu'à la position de départ.

4. Respiration : Inspirez en faisant glisser vos bras vers le haut et expirez en les ramenant à la position de départ.

5. Posture : Gardez votre dos à plat contre le mur et maintenez une flexion à 90 degrés dans vos coudes tout au long de l'exercice.

Nombre de séries et de répétitions

- ☐ - Débutants : Commencez par 2 séries de 8 à 10 diapositives. Concentrez-vous sur un mouvement fluide et sur le maintien du contact avec le mur.
- ☐ - Intermédiaire : Réalisez 3 séries de 10 à 12 diapositives.
- ☐ - Avancé : Augmentez le défi en ajoutant plus de séries ou en maintenant le mouvement au sommet pendant quelques secondes.

Les glissements de bras contre le mur sont un excellent moyen d'améliorer la mobilité des épaules et de renforcer les muscles du haut du dos et des épaules. Il s'agit d'un exercice à faible impact, qui convient donc aux personnes de tous niveaux de forme physique. N'oubliez pas d'effectuer l'exercice avec contrôle, en veillant à garder vos bras et votre dos en contact avec le mur tout au long du mouvement.

Serrage de la poitrine contre le mur

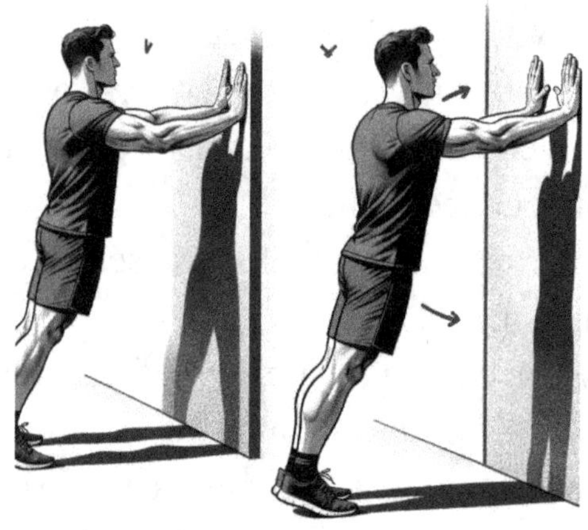

Les compressions thoraciques contre le mur sont un exercice simple mais efficace conçu pour renforcer et tonifier les muscles de la poitrine. Cet exercice est particulièrement bénéfique pour ceux qui recherchent une alternative aux exercices de poitrine traditionnels comme les pompes ou le développé couché. Il est idéal pour les débutants ou ceux qui préfèrent les exercices à faible impact.

Instructions pour les compressions thoraciques contre le mur

1. Position de départ : Tenez-vous debout face à un mur. Étendez vos bras et placez vos paumes à plat contre le mur à hauteur de poitrine.

2. Mouvement : poussez contre le mur en sollicitant les muscles de votre poitrine comme si vous essayiez de déplacer le mur. Gardez vos bras tendus et votre corps droit.

3. Relâchez : Relâchez légèrement la pression tout en maintenant le contact avec le mur, puis pousscz à nouveau.

4. Respiration : Inspirez en relâchant la pression et expirez en poussant contre le mur.

5. Posture : Assurez-vous que votre corps est aligné et que vos pieds sont fermement plantés sur le sol.

Nombre de séries et de répétitions

- ☐ - Débutants : Commencez par 2 séries de 10 à 12 compressions. Concentrez-vous sur le maintien d'une pression et d'une forme constantes.
- ☐ - Intermédiaire : Augmenter à 3 séries de 15 compressions.
- ☐ - Avancé : ajoutez plus de séries ou augmentez la durée de chaque compression pour un plus grand défi.

Les compressions thoraciques contre le mur sont un excellent moyen de renforcer les muscles de la poitrine sans avoir besoin de poids ou d'équipement. Cet exercice peut être facilement intégré à n'importe quelle routine de remise en forme, ce qui en fait un choix polyvalent pour les personnes de tous niveaux de forme physique. N'oubliez pas d'effectuer le mouvement avec contrôle et de vous concentrer sur l'engagement des muscles de votre poitrine tout au long de l'exercice.

Flexion des biceps contre le mur (avec des bandes de résistance)

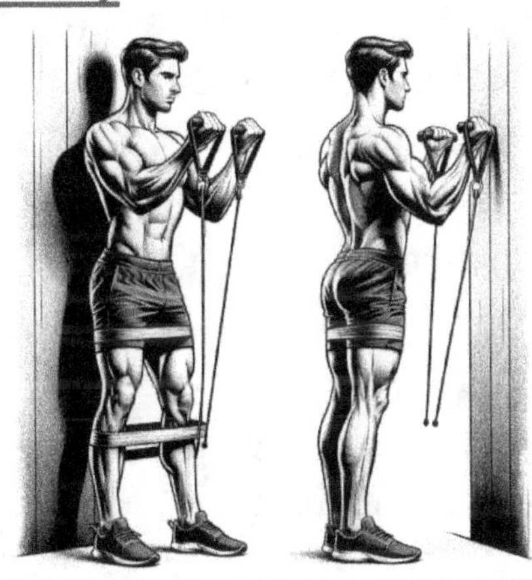

Les flexions de biceps contre un mur avec des bandes de résistance sont un exercice efficace pour renforcer et tonifier les biceps. Cette variante, qui inclut la stabilité d'un mur, est excellente pour maintenir une posture et un alignement corrects pendant l'exercice. Elle est idéale pour ceux qui cherchent à isoler leurs biceps sans forcer sur d'autres parties du corps.

Instructions pour les flexions des biceps contre le mur (à l'aide de bandes de résistance)

1. Position de départ : Tenez-vous debout, le dos contre le mur. Placez une bande de résistance sous vos pieds et maintenez-la avec vos deux mains.

2. Mouvement : les coudes près du corps, pliez-les et ramenez vos mains vers vos épaules. Gardez le dos et la tête contre le mur.

3. Retour : abaissez lentement vos mains jusqu'à la position de départ.

4. Respiration : Inspirez en abaissant vos mains et expirez en recourbant vos mains vers le haut.

5. Posture : Assurez-vous que votre posture est droite, avec le dos et la tête contre le mur tout au long de l'exercice.

Nombre de séries et de répétitions

Pg.172

☐ - Débutants : Commencez par 2 séries de 10 à 12 répétitions. Concentrez-vous sur la forme et le mouvement contrôlé.

☐ - Intermédiaire : Effectuez 3 séries de 12 à 15 répétitions.

☐ - Avancé : augmentez la résistance de la bande ou ajoutez plus de séries pour un plus grand défi.

Les flexions de biceps contre le mur avec des bandes de résistance sont un excellent moyen de renforcer les biceps tout en garantissant une forme et une posture appropriées. Elles conviennent à tous les niveaux de forme physique et peuvent être facilement modifiées en changeant le niveau de résistance de la bande. N'oubliez pas de contrôler vos mouvements et de vous concentrer sur l'engagement de vos biceps tout au long de l'exercice.

Tarauds d'épaulement de planches murales

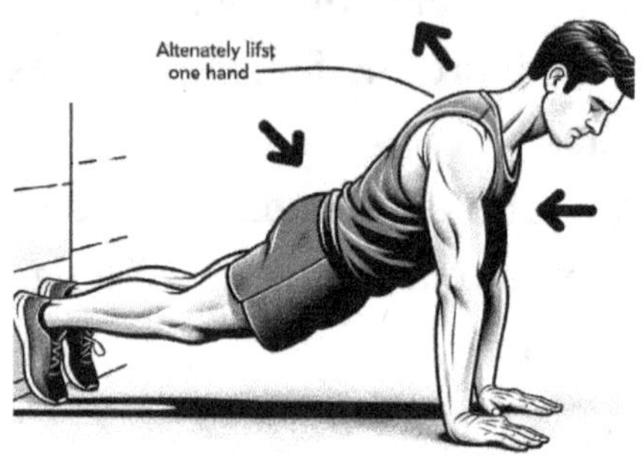

Les Wall Plank Shoulder Taps sont une variante avancée de l'exercice de planche traditionnel, incorporant un élément d'équilibre et de coordination. Cet exercice renforce le tronc, les épaules et les bras, tout en mettant au défi la stabilité et le contrôle du corps. C'est un excellent choix pour ceux qui cherchent à améliorer la force du haut du corps et du tronc avec un défi d'équilibre supplémentaire.

Instructions pour les taraudages d'épaulement des planches murales

1. Position de départ : Mettez-vous en position de planche avec vos pieds contre le mur et les mains

sur le sol, formant une ligne droite de la tête aux talons.

2. Mouvement : Levez une main pour tapoter l'épaule opposée tout en maintenant la position de planche. Gardez vos hanches et vos épaules aussi stables que possible.

3. Alternance : Reposez votre main au sol et répétez avec l'autre main. Alternez les tapotements entre les mains.

4. Respiration : Inspirez en tapotant votre épaule et expirez en ramenant votrc main à la position de départ.

5. Posture : veillez à ce que votre corps reste droit tout au long de l'exercice. Évitez de lever les hanches trop haut ou de les laisser s'affaisser.

Nombre de séries et de répétitions

☐ - Débutants : Commencez par 2 séries de 6 à 8 tapotements par main. Concentrez-vous sur le maintien de la forme et de l'équilibre.

- ☐ - Intermédiaire : Effectuez 3 séries de 10 à 12 taps par main.
- ☐ - Avancé : augmentez le défi en ajoutant plus de séries ou en effectuant les taps plus rapidement.

Les exercices de planche murale avec les épaules sont un exercice dynamique qui peut améliorer considérablement la force, la stabilité et l'endurance du haut du corps. Ils conviennent à ceux qui maîtrisent la planche de base et cherchent à ajouter de la variété à leurs séances d'entraînement de base. N'oubliez pas d'effectuer l'exercice avec contrôle, en vous concentrant sur le maintien de la stabilité de votre position de planche tout au long du mouvement.

Cercles muraux avec bandes de résistance

Les cercles muraux avec bandes de résistance sont un exercice innovant pour le haut du corps qui combine les avantages de l'entraînement en résistance avec un mouvement dynamique pour améliorer la mobilité et la force des épaules. Cet exercice est excellent pour ceux qui cherchent à améliorer leur amplitude de mouvement, la stabilité des épaules et l'endurance musculaire des bras et des épaules.

Instructions pour les cercles muraux avec bandes de résistance

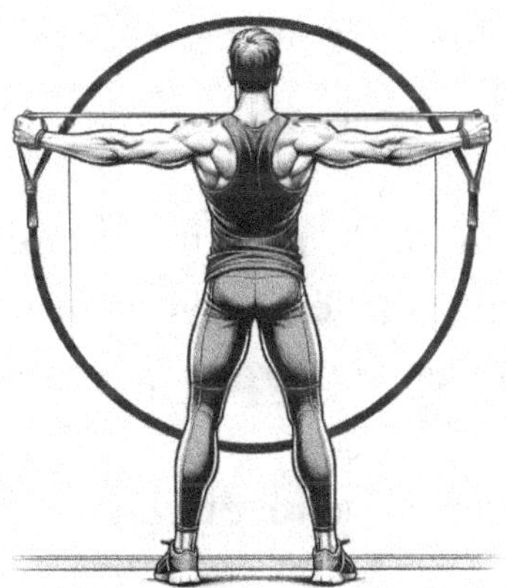

1. Position de départ : placez-vous face à un mur. Tenez une bande de résistance avec les deux mains et étendez vos bras droit devant vous à hauteur des épaules.

2. Mouvement : effectuez des mouvements circulaires avec vos bras, en gardant la bande de

résistance tendue. Assurez-vous que le mouvement est contrôlé et qu'il part des épaules.

3. Direction et amplitude : effectuez les cercles dans le sens des aiguilles d'une montre et dans le sens inverse. Ajustez l'amplitude du mouvement à votre niveau de confort.

4. Respiration : inspirez lorsque vous commencez le cercle et expirez lorsque vous le terminez. Tout au long de l'entraînement, conservez le même rythme de respiration.

5. Posture : gardez le dos droit et le tronc engagé. Concentrez-vous sur le mouvement de vos bras tout en gardant le reste de votre corps stable.

Nombre de séries et de répétitions

- Débutants : Commencez par 2 séries de 6 à 8 cercles dans chaque direction.
- Intermédiaire : Augmenter à 3 séries de 10 à 12 cercles dans chaque direction.
- Avancé : ajoutez plus de séries ou augmentez la résistance de la bande pour un plus grand défi.

Les cercles muraux avec bandes de résistance sont un exercice polyvalent et efficace pour améliorer la santé des épaules et renforcer la partie supérieure du corps. Ils peuvent être facilement intégrés à n'importe quelle routine de remise en forme et conviennent aux personnes de tous niveaux de forme physique. N'oubliez pas d'effectuer l'exercice avec contrôle, en vous concentrant sur le maintien d'une amplitude de mouvement constante et en gardant la bande de résistance tendue tout au long du mouvement.

Haussements d'épaules sur le mur

Les haussements d'épaules avec glissement mural sont un excellent exercice pour améliorer la mobilité des épaules et renforcer les muscles trapèzes supérieurs. Cette variante ajoute de la stabilité au mur pour assurer une posture et un alignement appropriés tout au long de l'exercice. Il est particulièrement bénéfique pour ceux qui cherchent à soulager les tensions dans les zones du cou et du haut du dos.

Instructions pour les haussements d'épaules avec glissement mural

1. Position de départ : Tenez-vous debout, le dos contre le mur. Tendez les bras vers le haut, les paumes tournées vers l'avant. Vos bras et votre dos doivent rester en contact avec le mur.

2. Mouvement : effectuez des haussements d'épaules en soulevant vos épaules vers vos oreilles. Gardez vos bras tendus et contre le mur.

3. Retour : abaissez lentement vos épaules jusqu'à la position de départ.

4. Respiration : Inspirez lorsque vous soulevez vos épaules et expirez lorsque vous les abaissez.

5. Posture : Assurez-vous que votre dos et vos bras restent en contact avec le mur tout au long de l'exercice pour maintenir l'alignement.

Nombre de séries et de répétitions

- ☐ - Débutants : Commencez par 2 séries de 10 à 12 haussements d'épaules. Concentrez-vous sur des mouvements fluides et sur le maintien du contact avec le mur.
- ☐ - Intermédiaire : Effectuez 3 séries de 12 à 15 haussements d'épaules.
- ☐ - Avancé : Augmentez le défi en ajoutant plus de séries ou en maintenant le haussement d'épaules en position haute pendant quelques secondes.

Les haussements d'épaules avec glissement mural sont un excellent moyen d'améliorer la santé des épaules et de réduire la tension dans le haut du dos et le cou. Il s'agit d'un exercice à faible impact, ce qui le rend adapté aux personnes de tous niveaux de forme physique. N'oubliez pas d'effectuer le mouvement avec contrôle, en veillant à garder vos bras et votre dos en contact avec le mur tout au long de l'exercice.

Rangées de murs inversés

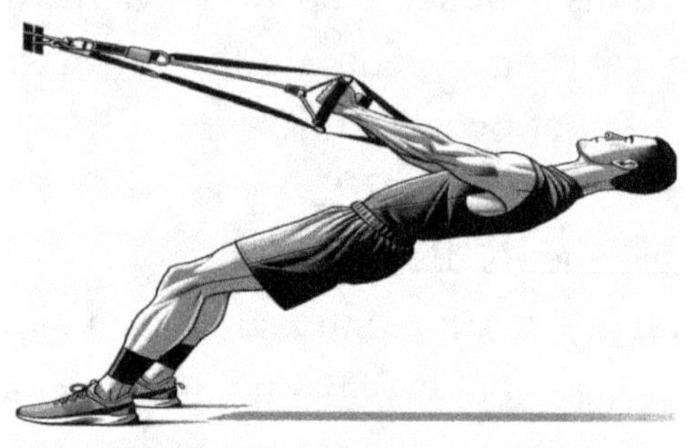

Les rowings inversés sont un exercice unique et efficace pour renforcer le haut du dos et améliorer la posture. Cet exercice utilise une bande de résistance ancrée au-dessus et la stabilité d'un mur, ce qui en fait une excellente alternative aux exercices d'aviron traditionnels. Il est particulièrement bénéfique pour cibler les muscles du haut du dos, notamment les rhomboïdes et les trapèzes.

Instructions pour les rangées de murs inversés

1. Position de départ : penchez-vous en arrière en biais, les pieds à plat sur le sol. Maintenez une bande de résistance ancrée au-dessus de vous, en gardant les bras tendus.

2. Mouvement : tirez le haut de votre corps vers le mur en pliant les coudes et en serrant les omoplates. Gardez votre corps droit et évitez de laisser vos hanches s'affaisser.

3. Retour : étendez lentement vos bras et revenez à la position de départ.

4. Respiration : Inspirez en étendant vos bras et expirez en tirant votre corps vers le mur.

5. Posture : maintenez une ligne droite de la tête aux talons tout au long de l'exercice. Engagez votre tronc pour plus de stabilité.

Nombre de séries et de répétitions

- ☐ - Débutants : Commencez par 2 séries de 8 à 10 répétitions. Concentrez-vous sur la forme et le contrôle.
- ☐ - Intermédiaire : Effectuez 3 séries de 10 à 12 répétitions.
- ☐ - Avancé : augmentez le défi en ajoutant plus de séries, en utilisant une bande de résistance plus lourde ou en ralentissant le mouvement.

Les rangées inversées sur mur sont un excellent exercice pour développer la force du haut du dos, améliorer la posture et développer l'endurance générale du haut du corps. Elles peuvent être facilement modifiées pour s'adapter à différents niveaux de forme physique et constituent un excellent ajout à toute routine de musculation. N'oubliez pas de garder le mouvement contrôlé, en vous concentrant sur l'engagement des muscles du dos tout au long de l'exercice.

Pompes en appui sur le mur

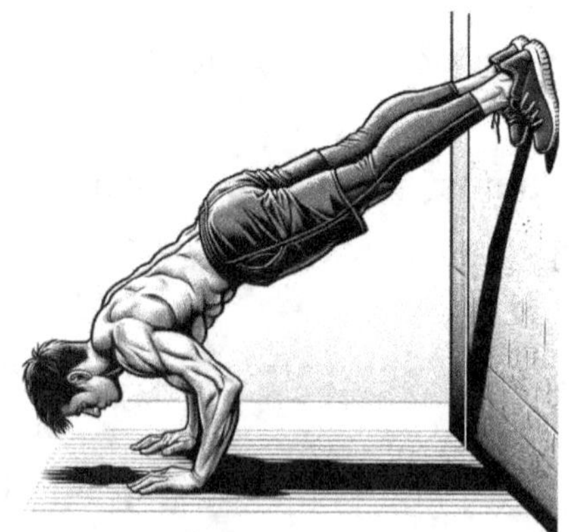

Les pompes en appui sur le mur sont un exercice difficile et avancé qui cible le haut du corps, en particulier les épaules, les bras et le tronc. Cet exercice est une variante des pompes classiques, exécutées en position d'appui sur les mains contre un mur. Il est idéal pour ceux qui ont une base solide en force du haut du corps et qui cherchent à faire passer leur entraînement au niveau supérieur.

Instructions pour les pompes en appui contre le mur

1. Position de départ : Commencez en position debout contre le mur, les pieds posés sur le mur pour vous soutenir. Vos mains doivent être placées au sol, à la largeur des épaules.

2. Mouvement : Abaissez votre tête vers le sol en pliant vos coudes, en gardant votre corps droit.

3. Pompes : Revenez en position d'équilibre sur les mains, en étendant complètement les bras.

4. Respiration : Inspirez lorsque vous vous abaissez et expirez lorsque vous vous relevez.

5. Posture : maintenez une ligne droite du corps de la tête aux talons. Gardez votre tronc engagé pour stabiliser votre corps.

Nombre de séries et de répétitions

- ☐ - Débutants : il est recommandé de commencer par des appuis sur les mains contre le mur pour développer la force avant de tenter des pompes.
- ☐ - Intermédiaire : Effectuez 2 séries de 3 à 5 répétitions en vous concentrant sur la forme et le contrôle.
- ☐ - Avancé : Augmentez à 3 séries de 6 à 8 répétitions ou plus, selon votre force et votre expérience.

Les pompes en appui contre le mur sont un excellent exercice pour renforcer considérablement le haut du corps et améliorer l'équilibre et la coordination. Elles nécessitent un bon niveau de forme physique et ne doivent être tentées qu'après avoir maîtrisé les appuis sur les mains et les pompes de base. N'oubliez pas d'effectuer l'exercice avec prudence et contrôle, en vous concentrant sur le maintien d'une forme appropriée tout au long du mouvement.

Entraînements Pilates muraux pour hommes

CHAPITRE 7 : EXERCICES POUR LE BAS DU CORPS

Squats contre le mur

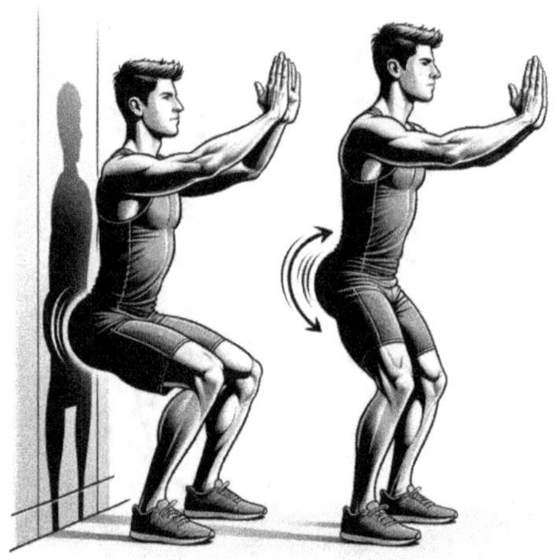

Les squats contre le mur sont un exercice bénéfique pour renforcer les cuisses, les fessiers et les muscles abdominaux. Cet exercice offre une manière stable et contrôlée d'effectuer des squats, ce qui le rend adapté aux personnes de différents niveaux de forme physique, y compris celles qui peuvent avoir besoin d'un soutien supplémentaire en raison de limitations d'équilibre ou de force.

Instructions pour les squats muraux

1. Position de départ : placez-vous debout, le dos contre un mur. Placez vos pieds à la largeur des épaules et à environ 60 cm du mur.

2. Mouvement : Glissez le long du mur jusqu'à une position accroupie. Vos genoux doivent être pliés à un angle de 90 degrés et vos cuisses doivent être parallèles au sol.

3. Maintenez la position accroupie en veillant à ce que votre dos soit à plat contre le mur. Étendez vos bras devant vous pour garder l'équilibre.

4. Retour : Remontez le long du mur pour revenir à la position de départ.

5. Respiration : inspirez lorsque vous descendez en position accroupie et expirez lorsque vous remontez.

6. Posture : Gardez votre poids sur vos talons et assurez-vous que vos genoux ne dépassent pas vos orteils.

Nombre de séries et de répétitions

- ☐ - Débutants : Commencez par 2 séries de 8 à 10 répétitions. Concentrez-vous sur la forme et le contrôle.
- ☐ - Intermédiaire : Effectuez 3 séries de 12 à 15 répétitions.
- ☐ - Avancé : augmentez le défi en maintenant la position squat pendant une durée plus longue ou en ajoutant plus de séries.

Les squats contre le mur sont un excellent exercice pour renforcer le bas du corps et améliorer la posture. Il s'agit d'un exercice polyvalent qui peut être adapté à différents niveaux de forme physique et objectifs. N'oubliez pas de contrôler vos mouvements et de vous concentrer sur le maintien d'un bon alignement tout au long de l'exercice.

Fentes murales

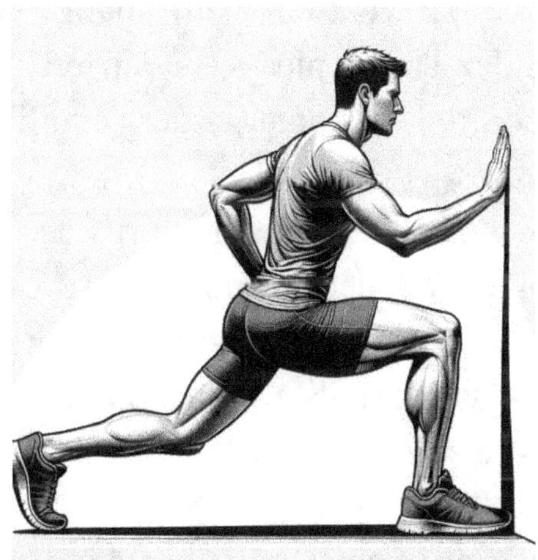

Les fentes murales sont un exercice efficace pour le bas du corps qui se concentre sur le renforcement des quadriceps, des fessiers et des ischio-jambiers. En utilisant le mur comme support, cette variante d'exercice ajoute de la stabilité, ce qui la rend adaptée aux débutants ou à ceux qui ont besoin d'une aide supplémentaire pour l'équilibre. C'est également excellent pour les personnes qui cherchent à se concentrer sur la forme et l'alignement de leurs fentes.

Instructions pour les fentes contre le mur

1. Position de départ : placez-vous face contre le mur en vous appuyant sur votre main. Avancez un pied et étendez l'autre pied vers l'arrière, en plaçant les orteils contre le sol pour garder l'équilibre.

2. Mouvement : abaissez votre corps en position de fente, en pliant les deux genoux. Assurez-vous que votre genou avant est aligné sur votre cheville et ne dépasse pas vos orteils. Votre genou arrière doit pointer vers le sol.

3. Maintenez et revenez : maintenez la position de fente pendant un moment, puis revenez à la position de départ.

4. Respiration : Inspirez lorsque vous abaissez votre corps dans la fente et expirez lorsque vous remontez.

5. Posture : Gardez le haut de votre corps droit et vos mains sur vos hanches pour l'équilibre.

Nombre de séries et de répétitions

- ☐ - Débutants : Commencez par 2 séries de 8 à 10 fentes sur chaque jambe. Concentrez-vous sur le maintien de l'équilibre et de la forme.
- ☐ - Intermédiaire : Effectuez 3 séries de 10 à 12 fentes par jambe.
- ☐ - Avancé : augmentez le défi en maintenant la position de fente pendant une durée plus longue ou en ajoutant plus de séries.

Les fentes contre le mur sont un exercice fantastique pour développer la force et la stabilité du bas du corps. Elles sont particulièrement utiles pour ceux qui travaillent à améliorer leur technique de fente ou qui ont besoin d'un soutien supplémentaire pour garder l'équilibre. N'oubliez pas de garder vos mouvements contrôlés et de vous concentrer sur le maintien d'un bon alignement tout au long de l'exercice.

Assis contre le mur avec élévation des mollets

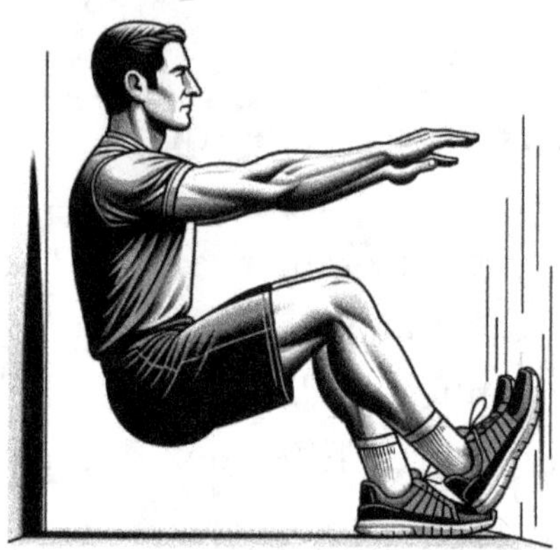

L'exercice Wall Sit with Calf Raises est un exercice efficace pour le bas du corps qui combine les avantages des wall sits avec les mollets. Cet exercice cible les quadriceps, les fessiers et les muscles des mollets, ce qui en fait un entraînement complet pour la force et l'endurance des jambes. Il est particulièrement bénéfique pour améliorer la stabilité, l'équilibre et le tonus musculaire du bas du corps.

Instructions pour l'assise murale avec élévation des mollets

1. Position de départ : Tenez-vous debout, le dos à plat contre un mur. Glissez-vous vers le bas jusqu'à

une position assise contre un mur, les genoux pliés à un angle de 90 degrés et les pieds à plat sur le sol, à la largeur des épaules.

2. Mouvement : tout en maintenant la posture assise contre le mur, soulevez vos talons du sol en effectuant des élévations des mollets. Assurez-vous que votre dos reste à plat contre le mur.

3. Retour : abaissez vos talons au sol et répétez les élévations des mollets.

4. Respiration : Inspirez lorsque vous abaissez vos talons et expirez lorsque vous les soulevez.

5. Posture : Gardez votre tronc engagé et maintenez la position assise contre le mur tout au long de l'exercice.

Nombre de séries et de répétitions

- ☐ - Débutants : Commencez par 2 séries de 10 à 12 élévations des mollets. Concentrez-vous sur le maintien de la posture assise contre le mur.

- □ - Intermédiaire : Effectuez 3 séries de 15 élévations des mollets.
- □ - Avancé : augmentez le défi en maintenant la position d'élévation du mollet pendant quelques secondes ou en ajoutant plus de séries.

Le Wall Sit avec élévation des mollets est un excellent exercice pour développer la force et l'endurance du bas du corps. Ce mouvement combiné fait travailler efficacement plusieurs groupes musculaires, ce qui en fait un ajout précieux à toute routine de remise en forme. N'oubliez pas d'effectuer l'exercice avec contrôle, en vous concentrant sur le maintien d'une bonne forme tout au long de l'exercice.

Ponts fessiers muraux

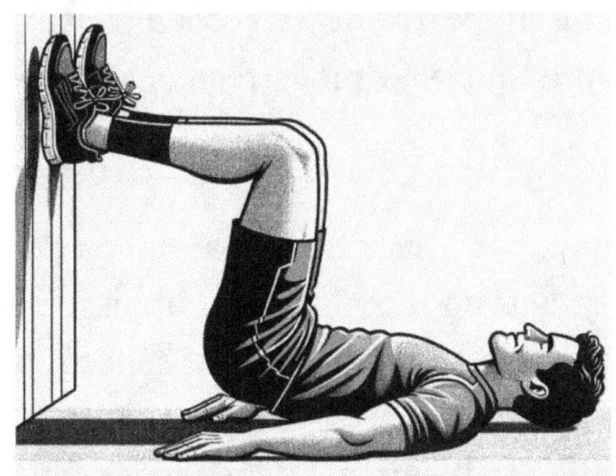

Les ponts fessiers muraux sont un excellent exercice pour cibler les fessiers et les ischio-jambiers, essentiels pour la force et la stabilité du bas du corps. Cet exercice est bénéfique pour améliorer la mobilité des hanches, renforcer le bas du dos et améliorer la stabilité générale du tronc. Il s'agit d'une excellente variante du pont fessier traditionnel, utilisant le mur pour plus de résistance et de soutien.

Instructions pour les ponts fessiers muraux

1. Position de départ : Allongez-vous sur le dos, les bras à plat sur le sol pour vous soutenir. Placez vos pieds à plat contre le mur, les genoux pliés.

2. Mouvement : Soulevez vos hanches du sol, en formant une ligne droite des épaules aux genoux. Assurez-vous que vos pieds restent à plat contre le mur.

3. Maintenez et revenez : maintenez la position relevée pendant un moment, puis abaissez lentement vos hanches jusqu'à la position de départ.

4. Respiration : Inspirez lorsque vous abaissez vos hanches et expirez lorsque vous les soulevez vers le haut.

5. Posture : Gardez vos mouvements contrôlés et assurez-vous que votre dos est droit lorsque vous soulevez vos hanches.

Nombre de séries et de répétitions

- ☐ - Débutants : Commencez par 2 séries de 8 à 10 répétitions. Concentrez-vous sur la forme et le mouvement contrôlé.
- ☐ - Intermédiaire : Effectuez 3 séries de 12 à 15 répétitions.

☐ - Avancé : Augmentez le défi en maintenant la position relevée pendant une durée plus longue ou en ajoutant plus de séries.

Les ponts fessiers muraux sont un moyen efficace de renforcer les fessiers et les ischio-jambiers, d'améliorer la mobilité des hanches et de soutenir la santé du bas du dos. Il s'agit d'un exercice polyvalent qui peut être adapté à différents niveaux de forme physique et objectifs. N'oubliez pas d'effectuer l'exercice avec contrôle, en vous concentrant sur l'engagement de vos fessiers et en maintenant une forme appropriée tout au long de l'exercice.

Guerrier III soutenu par un mur

Wall Supported Warrior III est un exercice dynamique d'équilibre et de force inspiré de la posture de yoga traditionnelle. Cette variante ajoute la stabilité d'un mur, la rendant accessible aux personnes de différents niveaux de forme physique. Elle se concentre sur l'amélioration de l'équilibre, de la force abdominale et de la stabilité du bas du corps tout en améliorant la concentration et la posture.

Instructions pour le Guerrier III supporté par un mur

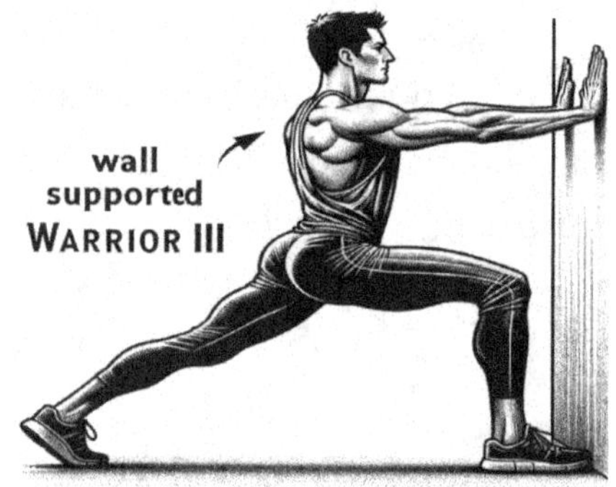

1. Position de départ : Tenez-vous debout face au mur. Placez vos mains sur le mur à hauteur des épaules pour garder l'équilibre.

2. Mouvement : Étendez une jambe vers l'arrière, en la soulevant du sol. Penchez-vous vers l'avant, en formant une ligne droite avec votre corps et votre jambe tendue, parallèle au sol. Votre jambe d'appui doit être légèrement pliée.

Pg.200

3. Maintenez et changez de position : maintenez la position en vous assurant que votre corps et votre jambe tendue sont alignés. Maintenez la position pendant 10 à 20 secondes, puis revenez à la position de départ et changez de jambe.

4. Respiration : Inspirez en étendant la jambe et expirez en maintenant la position. Gardez votre respiration régulière et contrôlée.

5. Posture : gardez vos hanches droites et votre tronc engagé. Concentrez-vous sur le maintien d'une ligne droite de votre tête à votre talon tendu.

Nombre de séries et de répétitions

- ☐ - Débutants : Commencez par 2 séries de 10 à 20 secondes par jambe. Concentrez-vous sur l'équilibre et la forme.
- ☐ - Intermédiaire : effectuez 3 séries, en maintenant chaque pose jusqu'à 30 secondes par jambe.
- ☐ - Avancé : augmentez le défi en maintenant la pose plus longtemps ou en ajoutant des poids aux chevilles.

Wall Supported Warrior III est un exercice bénéfique pour améliorer l'équilibre, la force musculaire et la stabilité du bas du corps. C'est un exercice polyvalent qui peut être adapté à différents niveaux de forme physique et objectifs. N'oubliez pas d'effectuer l'exercice avec contrôle, en vous concentrant sur le maintien d'un alignement et d'un équilibre appropriés tout au long de l'exercice.

Squats au pistolet avec support mural

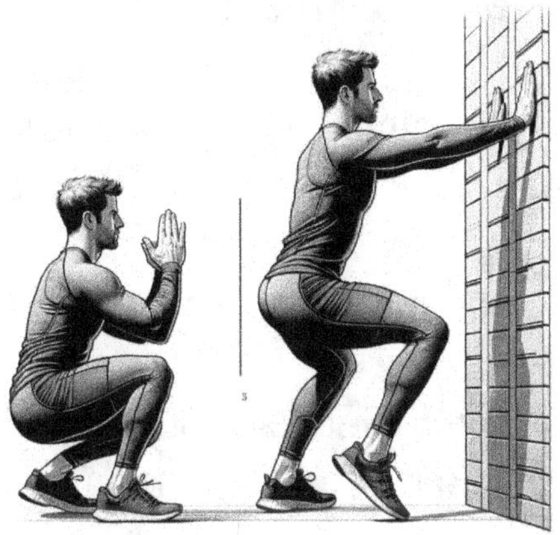

Les squats pistolet avec support mural sont un exercice exigeant pour le bas du corps qui met l'accent sur la force, l'équilibre et la souplesse. Cet exercice est une variante du squat pistolet traditionnel, utilisant un mur comme support. Il cible les quadriceps, les fessiers et les ischio-jambiers, tout en testant votre équilibre et votre coordination. Cet exercice est excellent pour les athlètes et les amateurs de fitness qui cherchent à améliorer la force et la stabilité unilatérales (unilatérales).

Instructions pour les Pistol Squats avec assistance murale

1. Position de départ : placez-vous debout, de côté, contre un mur, en vous appuyant d'une main. Gardez les pieds écartés à la largeur des épaules.

2. Mouvement : Levez une jambe vers l'avant en la gardant droite. Effectuez un squat sur une jambe avec l'autre jambe, en pliant le genou et la hanche pour abaisser votre corps aussi bas que possible.

3. Retour : Poussez sur votre jambe accroupie pour revenir à la position de départ. Gardez votre jambe tendue hors du sol tout au long du mouvement.

4. Respiration : Inspirez lorsque vous vous abaissez en squat et expirez lorsque vous vous relevez.

5. Posture : gardez le dos droit et le tronc engagé. Utilisez le mur pour garder l'équilibre, mais essayez de ne pas vous y fier autant que possible.

Nombre de séries et de répétitions

- ☐ - Débutants : Commencez par 2 séries de 5 à 6 répétitions par jambe. Concentrez-vous sur l'équilibre et le contrôle des mouvements.

☐ - Intermédiaire : Effectuez 3 séries de 8 répétitions par jambe.

☐ - Avancé : augmentez le défi en réduisant le soutien de la main, en ajoutant plus de répétitions ou en tenant un poids.

Les squats pistolets avec support mural sont un moyen efficace de renforcer la partie inférieure du corps et d'améliorer l'équilibre. Ils sont particulièrement utiles pour les athlètes ou les personnes qui ont besoin d'une forte force unilatérale des jambes. N'oubliez pas d'effectuer l'exercice avec contrôle, en vous concentrant sur le maintien d'une forme et d'un équilibre appropriés tout au long de l'exercice.

Flexion des ischio-jambiers contre le mur (à l'aide d'un ballon de stabilité)

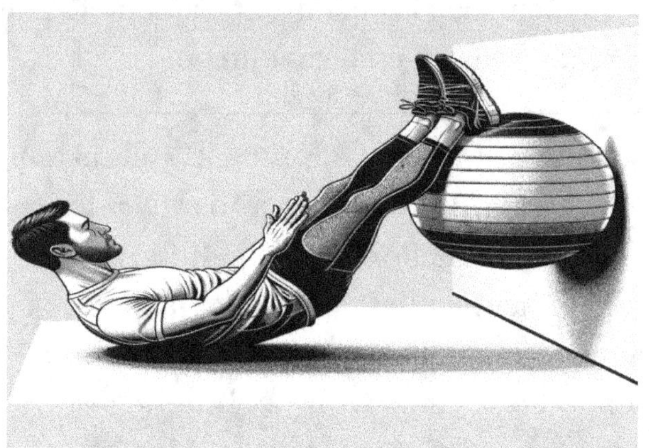

Les flexions des ischio-jambiers contre un mur avec un ballon de stabilité sont un exercice efficace pour renforcer les muscles ischio-jambiers et améliorer la stabilité du bas du corps. Cet exercice combine l'utilisation d'un ballon de stabilité avec le soutien d'un mur, ce qui le rend adapté à différents niveaux de forme physique. Il est excellent pour cibler les ischio-jambiers tout en sollicitant les fessiers et les muscles abdominaux.

Instructions pour les flexions des ischio-jambiers contre le mur (à l'aide d'un ballon de stabilité)

1. Position de départ : Allongez-vous sur le dos, les pieds posés sur un ballon de stabilité, près du mur pour vous soutenir. Gardez les bras à plat sur le sol pour garder l'équilibre.

2. Mouvement : Soulevez vos hanches du sol, en créant une ligne droite entre vos épaules et vos pieds. Faites rouler le ballon vers votre corps en pliant vos genoux, en sollicitant vos ischio-jambiers.

3. Retour : étendez lentement vos jambes, en ramenant le ballon à la position de départ tout en gardant vos hanches soulevées.

4. Respiration : Inspirez en étendant vos jambes et expirez en faisant rouler le ballon vers votre corps.

5. Posture : maintenez une colonne vertébrale droite et stable tout au long de l'exercice. Engagez votre tronc pour soutenir vos hanches et votre dos.

Nombre de séries et de répétitions

☐ - Débutants : Commencez par 2 séries de 8 à 10 répétitions. Concentrez-vous sur un mouvement fluide et sur le maintien de l'élévation des hanches.

- ☐ - Intermédiaire : Effectuez 3 séries de 10 à 12 répétitions.
- ☐ - Avancé : augmentez le défi en ajoutant plus de séries ou en maintenant la position bouclée pendant quelques secondes.

Les flexions des ischio-jambiers contre le mur avec un ballon de stabilité sont un excellent moyen de renforcer les ischio-jambiers et d'améliorer la stabilité générale du bas du corps. Cet exercice peut être facilement adapté à différents niveaux de forme physique en ajustant le nombre de répétitions et de séries. N'oubliez pas d'effectuer l'exercice avec contrôle, en vous concentrant sur l'engagement de vos muscles ischio-jambiers tout au long du mouvement.

Compressions de la paroi interne des cuisses

Les compressions de l'intérieur des cuisses contre un mur sont un exercice ciblé pour renforcer les muscles adducteurs de l'intérieur des cuisses. Cet exercice est bénéfique pour améliorer la stabilité des hanches et tonifier l'intérieur des cuisses. L'utilisation d'un mur et d'un petit ballon d'exercice ou d'un oreiller ajoute un élément de résistance, ce qui rend l'exercice plus efficace.

Instructions pour les compressions de l'intérieur des cuisses contre le mur

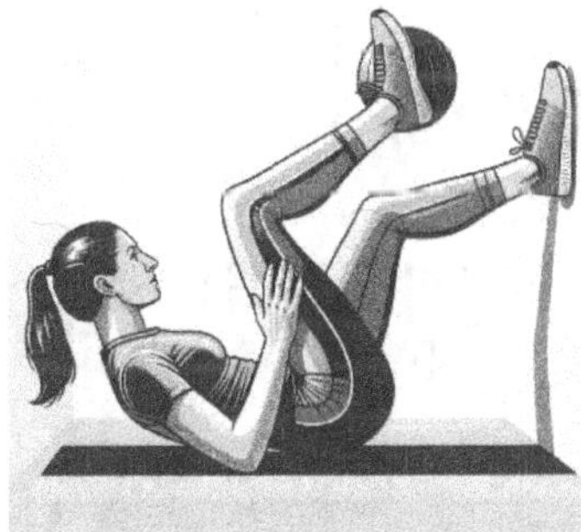

1. Position de départ : Allongez-vous sur le dos, les hanches et les jambes surélevées contre le mur, formant un angle de 90 degrés avec votre corps.

2. Mouvement : placez un petit ballon d'exercice ou un oreiller entre vos genoux. Serrez le ballon ou l'oreiller avec vos genoux pour solliciter les muscles de l'intérieur des cuisses.

Pg.209

3. Maintenez et relâchez : maintenez la pression pendant quelques secondes, puis relâchez légèrement avant de presser à nouveau.

4. Respiration : Inspirez en relâchant la pression et expirez en sollicitant les muscles de l'intérieur de vos cuisses.

5. Posture : Gardez votre dos à plat sur le sol et votre tronc engagé tout au long de l'exercice.

Nombre de séries et de répétitions

- ☐ - Débutants : Commencez par 2 séries de 10 à 12 compressions. Concentrez-vous sur des mouvements contrôlés.
- ☐ - Intermédiaire : Effectuez 3 séries de 15 compressions.
- ☐ - Avancé : augmentez le défi en maintenant la pression plus longtemps ou en ajoutant plus de séries.

Les compressions de l'intérieur des cuisses contre le mur sont un excellent exercice pour cibler les muscles de l'intérieur des cuisses, souvent négligés.

Ils conviennent à tous les niveaux de forme physique et peuvent être facilement intégrés à n'importe quelle routine d'entraînement du bas du corps ou du tronc. N'oubliez pas d'effectuer l'exercice avec contrôle, en vous concentrant sur l'engagement des muscles de l'intérieur des cuisses tout au long du mouvement.

Abductions de la hanche avec support mural

Les abductions de la hanche avec support mural sont un exercice ciblé pour renforcer les muscles abducteurs de la cuisse et de la hanche. Cet exercice est particulièrement bénéfique pour améliorer la stabilité de la hanche et renforcer la force latérale des jambes. L'utilisation d'un mur comme support le rend accessible à différents niveaux de forme physique et aide à maintenir une posture correcte pendant l'exercice.

Instructions pour les abductions de la hanche avec support mural

1. Position de départ : Tenez-vous debout sur le côté du mur, avec une main sur le mur pour vous soutenir.

2. Mouvement : soulevez votre jambe extérieure en l'éloignant de votre corps, en la gardant droite. Concentrez-vous sur l'engagement des muscles de votre cuisse extérieure et de votre hanche.

3. Maintenez et revenez : maintenez la position levée pendant un moment, puis abaissez lentement votre jambe jusqu'à la position de départ.

4. Respiration : Inspirez lorsque vous abaissez votre jambe et expirez lorsque vous la soulevez.

5. Posture : gardez votre corps droit et évitez de vous pencher vers le mur. Engagez votre tronc pour un meilleur équilibre et un meilleur contrôle.

Nombre de séries et de répétitions

- ☐ - Débutants : Commencez par 2 séries de 8 à 10 répétitions par jambe. Concentrez-vous sur des mouvements contrôlés.

- ☐ - Intermédiaire : Effectuez 3 séries de 12 répétitions par jambe.
- ☐ - Avancé : Augmentez le défi en maintenant la position soulevée pendant une durée plus longue ou en ajoutant des poids aux chevilles.

Les abductions de hanches avec support mural sont un exercice efficace pour cibler les muscles abducteurs de la hanche, essentiels aux mouvements latéraux et à la stabilité globale de la hanche. Ils peuvent être intégrés aux routines d'entraînement du bas du corps ou utilisés comme exercice autonome pour renforcer les hanches. N'oubliez pas d'effectuer l'exercice avec contrôle, en vous concentrant sur l'engagement des bons muscles et en maintenant une posture correcte tout au long de l'exercice.

Abductions de la hanche avec support mural

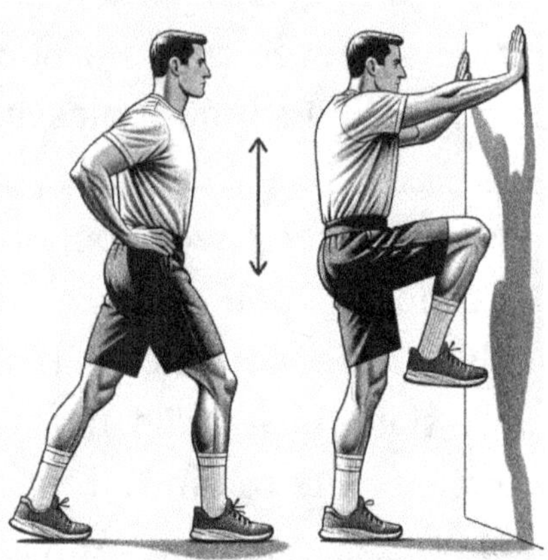

Les abductions de la hanche avec support mural sont un exercice ciblé pour renforcer les muscles abducteurs de la cuisse et de la hanche. Cet exercice est particulièrement bénéfique pour améliorer la stabilité de la hanche et renforcer la force latérale des jambes. L'utilisation d'un mur comme support le rend accessible à différents niveaux de forme physique et aide à maintenir une posture correcte pendant l'exercice.

Instructions pour les abductions de la hanche avec support mural

1. Position de départ : Tenez-vous debout sur le côté du mur, avec une main sur le mur pour vous soutenir.

2. Mouvement : soulevez votre jambe extérieure en l'éloignant de votre corps, en la gardant droite. Concentrez-vous sur l'engagement des muscles de votre cuisse extérieure et de votre hanche.

3. Maintenez et revenez : maintenez la position levée pendant un moment, puis abaissez lentement votre jambe jusqu'à la position de départ.

4. Respiration : Inspirez lorsque vous abaisscz votre jambe et expirez lorsque vous la soulevez.

5. Posture : gardez votre corps droit et évitez de vous pencher vers le mur. Engagez votre tronc pour un meilleur équilibre et un meilleur contrôle.

Nombre de séries et de répétitions

☐ - Débutants : Commencez par 2 séries de 8 à 10 répétitions par jambe. Concentrez-vous sur des mouvements contrôlés.

- ☐ - Intermédiaire : Effectuez 3 séries de 12 répétitions par jambe.
- ☐ - Avancé : Augmentez le défi en maintenant la position soulevée pendant une durée plus longue ou en ajoutant des poids aux chevilles.

Les abductions de hanches avec support mural sont un exercice efficace pour cibler les muscles abducteurs de la hanche, essentiels aux mouvements latéraux et à la stabilité globale de la hanche. Ils peuvent être intégrés aux routines d'entraînement du bas du corps ou utilisés comme exercice autonome pour renforcer les hanches. N'oubliez pas d'effectuer l'exercice avec contrôle, en vous concentrant sur l'engagement des bons muscles et en maintenant une posture correcte tout au long de l'exercice.

Relevés de jambes coulissants sur le mur

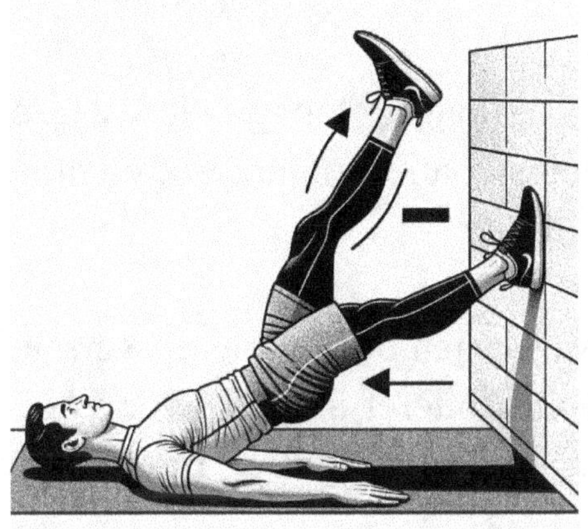

Les soulèvements de jambes sur mur sont un exercice efficace pour le bas du corps conçu pour renforcer les muscles abducteurs de la hanche et améliorer la souplesse des jambes. Cet exercice est particulièrement bénéfique pour ceux qui cherchent à améliorer la force et la stabilité de leurs jambes latérales. L'exécution de cet exercice contre un mur garantit une forme et un alignement appropriés, ce qui le rend adapté à tous les niveaux de forme physique.

Instructions pour les élévateurs de jambes coulissants sur le mur

1. Position de départ : Allongez-vous sur le côté, le dos et les jambes tendus contre le mur. Votre corps doit former une ligne droite.

2. Mouvement : Levez la jambe supérieure vers le haut tout en la gardant droite et alignée avec votre corps. La jambe inférieure reste contre le mur pour plus de soutien.

3. Retour : abaissez lentement votre jambe supérieure jusqu'à la position de départ, en gardant le contrôle tout au long du mouvement.

4. Respiration : Inspirez lorsque vous abaissez votre jambe et expirez lorsque vous la soulevez.

5. Posture : Gardez votre tronc engagé et votre corps droit pour assurer un bon alignement.

Nombre de séries et de répétitions

- ☐ - Débutants : Commencez par 2 séries de 8 à 10 répétitions par jambe. Concentrez-vous sur le maintien de l'alignement et du contrôle.
- ☐ - Intermédiaire : Effectuez 3 séries de 12 à 15 répétitions par jambe.
- ☐ - Avancé : Augmentez le défi en maintenant la position soulevée pendant quelques secondes ou en ajoutant des poids aux chevilles.

Les soulèvements de jambes sur mur sont un excellent moyen de cibler les muscles de la zone externe des cuisses et des hanches. Ils peuvent être facilement intégrés aux routines d'entraînement du bas du corps ou utilisés comme exercice autonome pour renforcer les jambes. N'oubliez pas d'effectuer l'exercice avec contrôle, en vous concentrant sur l'engagement des bons muscles et en maintenant une posture correcte tout au long de l'exercice.

CHAPITRE 8 : EXERCICES DE POSTURE ET D'ÉQUILIBRE

Planche murale

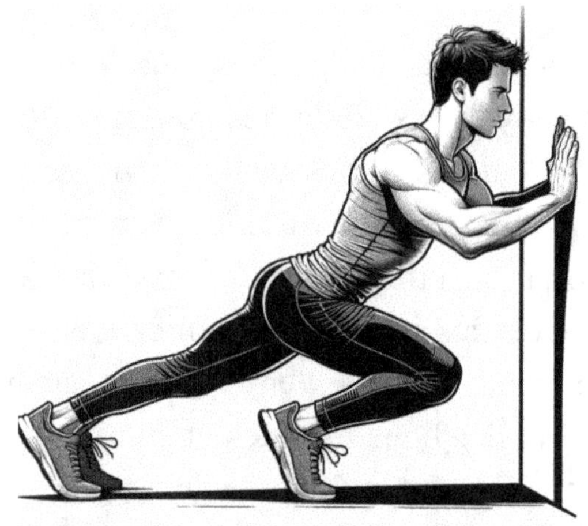

La planche murale est une variante de la planche au sol traditionnelle, offrant un niveau d'intensité différent tout en ciblant la stabilité et la force du tronc. Cet exercice est excellent pour solliciter l'ensemble du tronc, les épaules et le dos, favorisant une bonne posture et une endurance musculaire globale.

Instructions pour les planches murales

1. Position de départ : faites face au mur et placez vos avant-bras sur le mur à hauteur des épaules. Éloignez-vous du mur jusqu'à ce que votre corps soit en ligne droite de la tête aux talons.

2. Mouvement : sollicitez votre tronc, vos fessiers et vos épaules pour maintenir une position de planche stable. Gardez votre corps droit et évitez de laisser vos hanches s'affaisser ou de soulever vos fesses.

3. Maintenez : maintenez la position de la planche pendant la durée souhaitée, en vous concentrant sur le maintien de votre tronc engagé et de votre corps aligné.

4. Respiration : respirez profondément et régulièrement tout au long de l'exercice. Concentrez-vous sur le maintien d'un tronc serré et d'une respiration contrôlée.

5. Posture : Assurez-vous que vos coudes sont directement sous vos épaules et que votre tête est dans une position neutre.

Nombre de séries et de répétitions

- ☐ - Débutants : Commencez par maintenir la planche pendant 20 à 30 secondes. Effectuez 2 séries.
- ☐ - Intermédiaire : Maintenez la planche pendant 45 à 60 secondes. Effectuez 2 à 3 séries.
- ☐ - Avancé : augmentez la durée de la prise ou ajoutez des séries supplémentaires pour un plus grand défi.

La planche murale est un exercice polyvalent et efficace pour renforcer la force musculaire et améliorer la stabilité générale. Il convient aux personnes de tous niveaux de forme physique et peut être facilement modifié en ajustant la durée de la tenue. N'oubliez pas d'effectuer l'exercice avec contrôle, en vous concentrant sur le maintien d'une forme et d'un alignement appropriés tout au long de l'exercice.

Inclinaisons pelviennes contre le mur

Les inclinaisons pelviennes contre le mur sont un exercice doux mais efficace conçu pour solliciter et renforcer les muscles du tronc et du bas du dos. Cet exercice favorise la mobilité du bassin, aide à soulager les tensions du bas du dos et peut contribuer à améliorer la posture. Il est particulièrement bénéfique pour les personnes qui cherchent à améliorer la stabilité du tronc et pour celles qui peuvent ressentir une gêne dans le bas du dos.

Instructions pour les bascules pelviennes contre le mur

1. Position de départ : Tenez-vous debout, le dos contre le mur, les pieds écartés à la largeur des épaules et légèrement éloignés du mur. Vos bras doivent être détendus à vos côtés ou placés sur vos hanches ou le bas de votre dos pour vous soutenir.

2. Mouvement : inclinez doucement votre bassin vers l'avant, en contractant vos muscles abdominaux

et en plaquant le bas du dos contre le mur. Ensuite, inclinez votre bassin vers l'arrière, en cambrant légèrement le bas du dos en l'éloignant du mur.

3. Maintenez et relâchez : maintenez chaque inclinaison pendant quelques secondes, puis relâchez et revenez à la position de départ neutre.

4. Respiration : Inspirez en inclinez votre bassin vers l'arrière et expirez en l'inclinez vers l'avant.

5. Posture : Gardez le haut de votre corps immobile et concentrez-vous sur le mouvement de votre bassin. Votre colonne vertébrale doit rester dans une position neutre tout au long de l'exercice.

Nombre de séries et de répétitions

- □ - Débutants : Commencez par 2 séries de 10 à 12 inclinaisons. Concentrez-vous sur le contrôle des mouvements et l'engagement de votre tronc.
- □ - Intermédiaire : Effectuez 3 séries de 15 inclinaisons.

☐ - Avancé : augmentez le défi en maintenant la position d'inclinaison pendant une durée plus longue ou en ajoutant plus de séries.

Les inclinaisons pelviennes contre le mur sont un excellent exercice pour améliorer la mobilité du bassin, renforcer le tronc et soulager les tensions du bas du dos. Elles conviennent à tous les niveaux de forme physique et peuvent être facilement intégrées à n'importe quelle routine d'entraînement ou réalisées comme un exercice autonome. N'oubliez pas d'effectuer l'exercice avec contrôle, en vous concentrant sur l'engagement de vos muscles pelviens et abdominaux tout au long du mouvement.

Élévation des mollets debout contre un mur

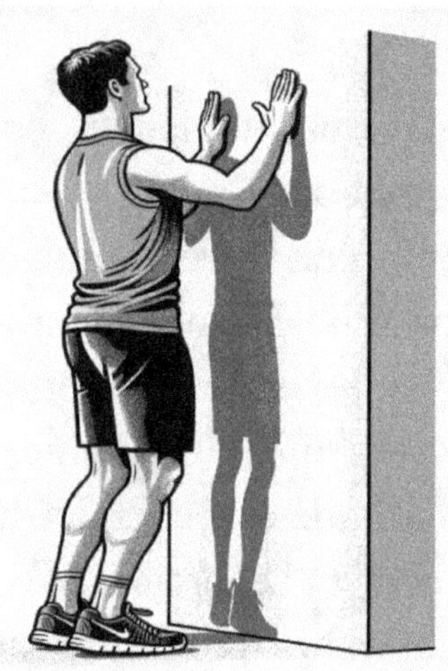

Les élévations des mollets debout contre un mur sont un exercice simple et efficace pour renforcer les muscles des mollets. Cet exercice est excellent pour renforcer la force de la partie inférieure des jambes, améliorer l'équilibre et peut contribuer à une meilleure stabilité et un meilleur soutien pour diverses activités physiques. Il s'agit d'un entraînement polyvalent qui peut être effectué n'importe où avec un support mural, ce qui le rend adapté à tous les niveaux de forme physique.

Instructions pour les élévations des mollets debout contre un mur

1. Position de départ : placez-vous face à un mur, les mains posées sur le mur pour garder l'équilibre. Gardez les pieds à plat sur le sol, à peu près à la largeur des hanches.

2. Mouvement : levez-vous sur la pointe des pieds, en soulevant vos talons du sol. Concentrez-vous sur l'engagement et le resserrement des muscles de vos mollets.

3. Retour : abaissez lentement vos talons vers le sol.

4. Respiration : Inspirez lorsque vous abaissez vos talons et expirez lorsque vous vous relevez sur la pointe des pieds.

5. Posture : Gardez le corps droit et évitez de plier les hanches ou les genoux. Utilisez le mur pour garder l'équilibre, mais pas comme support.

Nombre de séries et de répétitions

- ☐ - Débutants : Commencez par 2 séries de 10 à 12 élévations. Concentrez-vous sur des mouvements contrôlés.
- ☐ - Intermédiaire : Effectuez 3 séries de 15 à 20 augmentations.
- ☐ - Avancé : augmentez le défi en maintenant la position supérieure pendant quelques secondes ou en ajoutant plus de séries.

Les élévations des mollets debout contre un mur sont un excellent moyen de cibler les muscles de vos mollets, essentiels pour marcher, courir et maintenir l'équilibre. Ils peuvent être facilement intégrés à n'importe quelle routine de remise en forme ou effectués comme un exercice autonome pour renforcer le bas des jambes. N'oubliez pas d'effectuer l'exercice avec contrôle, en vous concentrant sur l'engagement des muscles de vos mollets tout au long du mouvement.

Posture de l'arbre sur le mur

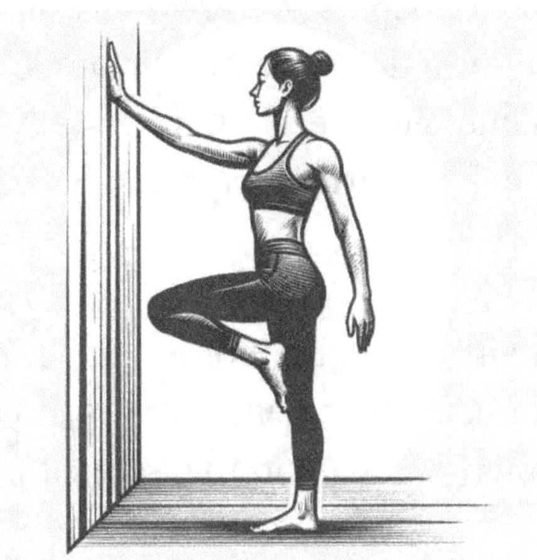

La posture de l'arbre au mur est une version modifiée de la posture classique de l'arbre (Vrksasana) en yoga, adaptée pour plus de stabilité et de soutien à l'aide d'un mur. Cette posture est excellente pour améliorer l'équilibre, concentrer l'esprit et renforcer les chevilles, les jambes et le tronc. Elle est particulièrement bénéfique pour les débutants ou ceux qui ont besoin d'un soutien supplémentaire dans les postures d'équilibre.

Instructions pour la posture de l'arbre sur le mur

1. Position de départ : Tenez-vous debout face au mur avec une main posée sur le mur pour garder l'équilibre.

2. Mouvement : déplacez votre poids sur la jambe la plus proche du mur. Placez la plante de votre autre pied sur l'intérieur de la cuisse de votre jambe d'appui, en évitant l'articulation du genou.

3. Alignement : assurez-vous que vos hanches sont perpendiculaires et que votre jambe d'appui est droite. Appuyez doucement votre pied contre votre cuisse et votre cuisse contre votre pied pour plus de stabilité.

4. Position du bras : levez votre bras libre vers le haut ou placez-le sur votre hanche. Si vous vous sentez stable, vous pouvez essayer de lever les deux bras au-dessus de votre tête.

5. Maintenez et changez de position : maintenez la posture pendant 30 secondes à 1 minute, en vous concentrant sur votre respiration et votre équilibre. Relâchez doucement et changez de côté.

6. Respiration : respirez profondément et régulièrement tout au long de la pose, en vous concentrant sur le maintien d'un état calme et centré.

Nombre de séries et de répétitions

- ☐ - Fréquence : Cette pose peut être pratiquée quotidiennement dans le cadre d'une routine de yoga ou d'équilibre.
- ☐ - Durée : Maintenez la pose 30 secondes à 1 minute de chaque côté, selon votre confort et votre équilibre.

La posture de l'arbre mural est un exercice polyvalent et accessible qui améliore l'équilibre, la concentration et l'alignement général du corps. C'est un excellent moyen de renforcer la confiance dans les postures d'équilibre et peut être un ajout apaisant à toute pratique de fitness ou de yoga. N'oubliez pas d'effectuer la posture avec contrôle, en vous concentrant sur le maintien d'un bon alignement et d'une respiration régulière tout au long de l'exercice.

Posture du guerrier du mur

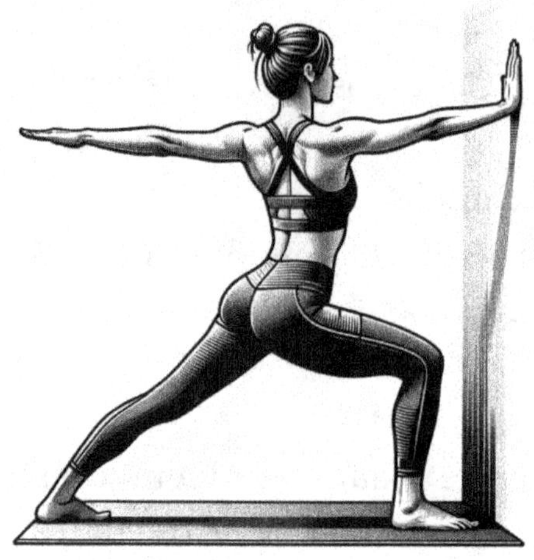

La posture du guerrier au mur est une variante de la posture traditionnelle du guerrier du yoga (Virabhadrasana). Cette adaptation offre un soutien et une stabilité supplémentaires, ce qui la rend idéale pour améliorer l'équilibre, la force des jambes et la souplesse. Le support mural aide à maintenir une posture correcte, ce qui est bénéfique pour les débutants ou ceux qui travaillent sur leur alignement.

Instructions pour la posture du guerrier mural

1. Position de départ : Tenez-vous face au mur. Avancez un pied et étendez l'autre pied vers l'arrière, en plaçant le talon au sol.

2. Mouvement : pliez votre genou avant en vous assurant qu'il est aligné sur votre cheville. Gardez votre jambe arrière droite avec le talon légèrement relevé

3. Position des bras : Étendez vos bras à hauteur des épaules, parallèlement au sol, l'un touchant le mur.

4. Maintenez et changez : maintenez la pose pendant la durée recommandée. Relâchez et changcz la position de vos jambes pour répéter de l'autre côté.

5. Respiration : Respirez profondément et régulièrement, en vous concentrant sur le maintien d'une position forte et stable.

Nombre de séries et de répétitions

- ☐ - Débutants : Maintenez la posture 20 à 30 secondes de chaque côté. Effectuez 1 à 2 séries.

☐ - Intermédiaire : maintenez la position pendant 45 à 60 secondes de chaque côté. Effectuez 2 à 3 séries.

☐ - Avancé : augmentez la durée de la prise ou ajoutez des séries supplémentaires pour un plus grand défi.

La posture du guerrier mural est efficace pour renforcer la force des jambes, améliorer l'équilibre et ouvrir les hanches et la poitrine. Effectuer cette posture avec le dos contre le mur permet de renforcer la confiance dans les postures debout et d'assurer un bon alignement. N'oubliez pas d'effectuer la posture avec contrôle, en vous concentrant sur le maintien d'un bon alignement et d'une respiration régulière tout au long de l'exercice.

Soulevé de terre à une jambe avec assistance murale

Le soulevé de terre monojambe avec support mural est un exercice fonctionnel qui vise à améliorer l'équilibre, la coordination et la force du bas du corps, en ciblant particulièrement les ischio-jambiers et les fessiers. Cette variante d'exercice intègre un support mural pour améliorer la stabilité, ce qui la rend adaptée à différents niveaux de forme physique, y compris les débutants ou les personnes en convalescence.

Instructions pour le soulevé de terre à une jambe avec assistance murale

1. Position de départ : Tenez-vous debout sur une jambe, l'autre jambe tendue vers l'arrière et votre main sur le mur pour l'équilibre.

2. Mouvement : Penchez-vous vers l'avant au niveau de la taille tout en gardant votre jambe d'appui légèrement pliée. Tendez votre main libre vers le sol, en créant une forme de T avec votre corps. Gardez votre dos droit et votre jambe tendue dans l'alignement de votre corps.

3. Retour : Revenez lentement à la position de départ, en maintenant l'équilibre et le contrôle tout au long du mouvement.

4. Respiration : Inspirez en vous penchant en avant et expirez en revenant à la position de départ.

5. Posture : Gardez vos hanches carrées et votre tronc engagé pour maintenir la stabilité.

Nombre de séries et de répétitions

- ☐ - Débutants : Commencez par 2 séries de 6 à 8 répétitions par jambe. Concentrez-vous sur la forme et le maintien de l'équilibre.
- ☐ - Intermédiaire : Effectuez 3 séries de 8 à 10 répétitions par jambe.
- ☐ - Avancé : Augmentez le défi en maintenant la position pliée pendant quelques secondes ou en ajoutant plus de séries.

Le soulevé de terre à une jambe avec support mural est un excellent exercice pour développer l'équilibre, la souplesse des ischio-jambiers et la force des fessiers. Il est bénéfique pour améliorer la stabilité globale du bas du corps et peut être adapté à différents niveaux de forme physique et objectifs. N'oubliez pas d'effectuer l'exercice avec contrôle, en vous concentrant sur le maintien d'une forme et d'un équilibre appropriés tout au long de l'exercice.

Pose du triangle supporté par un mur

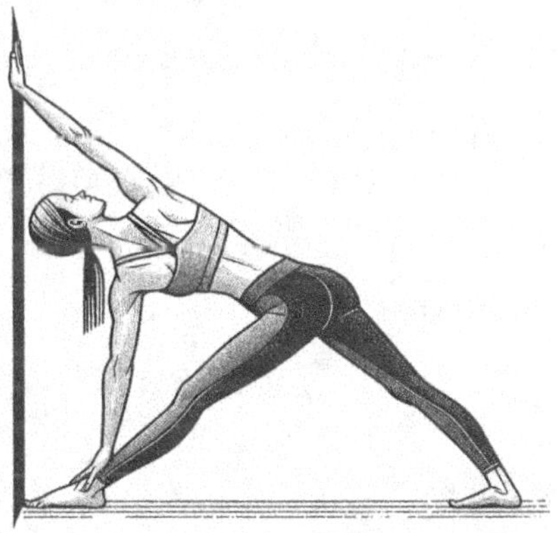

La posture du triangle appuyé contre un mur est une variante de la posture classique du triangle (Trikonasana) en yoga, modifiée pour assurer stabilité et alignement à l'aide d'un mur. Cette posture est excellente pour étirer les côtés de la taille, renforcer les jambes et améliorer l'équilibre et la concentration en général. Le support mural rend cette posture accessible aux débutants ou à ceux qui travaillent leur équilibre et leur souplesse.

Instructions pour la pose du triangle supporté par un mur

1. Position de départ : Tenez-vous face au mur, les jambes écartées. Étendez vos bras à hauteur des épaules, parallèlement au sol.

2. Mouvement : tournez un pied à 90 degrés vers l'extérieur et l'autre légèrement vers l'intérieur. Tendez la main de votre pied tourné vers l'extérieur vers votre cheville et étendez l'autre main vers le plafond ou le mur si vous vous sentez à l'aise.

3. Alignement : Assurez-vous que votre torse est droit et aligné avec vos jambes, formant un triangle avec votre corps. Le mur aidera à maintenir cet alignement.

4. Maintenez et changez de position : maintenez la posture pendant 30 secondes à 1 minute. Relevez-vous doucement et changez de côté.

5. Respiration : respirez profondément et régulièrement tout au long de la pose, en vous concentrant sur l'expansion de vos côtes à chaque respiration.

Nombre de séries et de répétitions

- - Fréquence : Cette pose peut être pratiquée quotidiennement dans le cadre d'une routine de yoga ou de flexibilité.
- - Durée : Maintenez la pose 30 secondes à 1 minute de chaque côté, selon votre confort et votre équilibre.

La posture du triangle appuyé contre le mur est un exercice bénéfique pour améliorer la souplesse, l'équilibre et le renforcement des jambes. C'est un excellent moyen de renforcer la confiance dans les postures debout et d'assurer un bon alignement. N'oubliez pas d'effectuer la posture avec contrôle, en vous concentrant sur le maintien d'un bon alignement et d'une respiration régulière tout au long du processus.

Pose de la chaise appuyée sur le mur

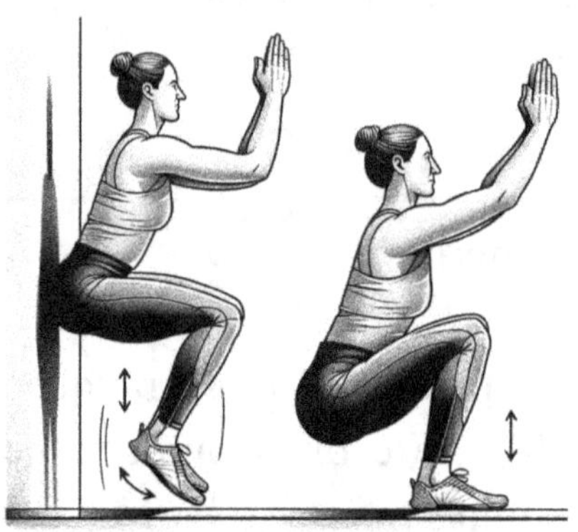

La posture de la chaise appuyée sur un mur est une variante de la posture traditionnelle de la chaise (Utkatasana) en yoga, réalisée avec l'appui d'un mur. Cet exercice est idéal pour renforcer les cuisses, les fessiers et le tronc, tout en améliorant la posture et l'équilibre. Le mur assure la stabilité et aide à maintenir une forme correcte, ce qui le rend accessible aux débutants ou à ceux qui se concentrent sur l'alignement.

Instructions pour la pose de la chaise appuyée sur le mur

1. Position de départ : Tenez-vous debout, le dos contre le mur, les pieds écartés à la largeur des hanches et à quelques centimètres du mur.

2. Mouvement : Glissez le long du mur jusqu'à une position accroupie, comme si vous étiez assis sur une chaise invisible. Vos cuisses doivent être parallèles au sol. Étendez vos bras vers le haut, parallèles l'un à l'autre.

3. Maintenez la posture en veillant à ce que votre dos reste à plat contre le mur. Gardez votre poids sur vos talons.

4. Respiration : respirez profondément et régulièrement tout au long de la pose, en vous concentrant sur le maintien d'une position accroupie forte et stable.

5. Posture : Gardez votre tronc contracté et votre colonne vertébrale allongée. Évitez de cambrer le bas du dos.

Nombre de séries et de répétitions

Pg.241

- □ - Débutants : Maintenez la pose pendant 20 à 30 secondes. Effectuez 2 séries.
- □ - Intermédiaire : Augmentez la durée à 45 à 60 secondes. Effectuez 2 à 3 séries.
- □ - Avancé : ajoutez plus de séries ou augmentez la durée de la prise pour un plus grand défi.

La posture de la chaise appuyée sur un mur est un excellent exercice pour renforcer la partie inférieure du corps et améliorer la stabilité du tronc. Elle convient aux personnes de tous niveaux de forme physique et peut être facilement intégrée à une routine de yoga ou de fitness. N'oubliez pas d'effectuer la posture avec contrôle, en vous concentrant sur le maintien d'un bon alignement et d'une respiration régulière tout au long du processus.

Support talon-orteil mural

Le Wall Heel-to-Toe Stand est un exercice d'équilibre et de coordination qui imite l'action de marcher sur une corde raide. Cet exercice est excellent pour améliorer l'équilibre, la coordination et la concentration. Il est particulièrement bénéfique pour les personnes âgées, les athlètes ou toute personne cherchant à améliorer sa stabilité et ses capacités proprioceptives.

Instructions pour la position talon-orteil au mur

1. Position de départ : Tenez-vous debout sur le côté à côté d'un mur avec une main touchant légèrement le mur pour garder l'équilibre.

2. Mouvement : placez un pied directement devant l'autre, talon contre orteil, comme si vous marchiez sur une corde raide. Essayez de maintenir cette position avec un minimum de support du mur.

3. Position des bras : Étendez vos bras sur les côtés pour plus d'équilibre ou utilisez le mur comme support si nécessaire.

4. Maintenez et changez de position : maintenez la position pendant 20 à 30 secondes en vous concentrant sur le maintien de l'équilibre. Changez de pied et répétez.

5. Respiration : respirez normalement, en essayant de rester détendu et centré.

6. Posture : Gardez votre corps droit et votre regard vers l'avant pour aider à maintenir l'équilibre.

Nombre de séries et de répétitions

- ☐ - Débutants : maintenez chaque position pendant 20 à 30 secondes. Effectuez 2 séries de chaque côté.
- ☐ - Intermédiaire : Augmentez la durée à 45 à 60 secondes. Effectuez 2 à 3 séries de chaque côté.
- ☐ - Avancé : Relevez le défi en fermant les yeux ou en ajoutant plus de séries.

Le mouvement talon-orteil contre un mur est un exercice simple mais efficace pour améliorer l'équilibre et la coordination. Il peut être intégré à une routine quotidienne pour améliorer la stabilité et est particulièrement utile pour la prévention des chutes chez les personnes âgées. N'oubliez pas d'effectuer l'exercice avec contrôle, en vous concentrant sur le maintien de votre équilibre tout au long de l'exercice.

CHAPITRE 9 : EXERCICES DE MOBILITÉ

Squat avec appui sur le mur jusqu'à toucher les orteils

Le squat avec appui mural pour toucher les orteils est un exercice dynamique qui combine les avantages d'un squat traditionnel avec la souplesse d'un toucher des orteils. Cet exercice est conçu pour renforcer le bas du corps, améliorer la souplesse des ischio-jambiers et solliciter le tronc. Il est particulièrement bénéfique pour améliorer l'équilibre et la coordination en général.

Instructions pour le squat avec assistance murale jusqu'au toucher des orteils

1. Position de départ : Tenez-vous debout, le dos contre le mur, les pieds écartés à la largeur des épaules.

2. Mouvement de squat : effectuez un squat en pliant les genoux et en glissant le long du mur. Gardez votre poids sur vos talons et votre dos à plat contre le mur.

3. Relevage et toucher des orteils : lorsque vous vous relevez du squat, levez une jambe droite devant vous. Tendez la main opposée vers l'orteil de la jambe levée, en engageant votre tronc et en étirant vos ischio-jambiers.

4. Retour : abaissez votre jambe et passez au squat suivant.

5. Respiration : Inspirez lorsque vous vous accroupissez et expirez lorsque vous vous levez et atteignez vos orteils.

6. Posture : Gardez votre tronc contracté et votre dos droit tout au long de l'exercice. Assurez-vous que vos squats sont contrôlés et que vos contacts avec les orteils sont délibérés.

Nombre de séries et de répétitions

- ☐ - Débutants : Commencez par 2 séries de 8 à 10 répétitions. Concentrez-vous sur la forme et les mouvements contrôlés.
- ☐ - Intermédiaire : Effectuez 3 séries de 10 à 12 répétitions.
- ☐ - Avancé : augmentez le défi en ajoutant plus de séries ou en maintenant la position de contact des orteils pendant quelques secondes.

Le squat avec appui mural jusqu'au toucher des orteils est un excellent exercice pour développer la force, améliorer la souplesse et l'équilibre. Il s'agit d'un entraînement polyvalent qui cible plusieurs groupes musculaires et peut être adapté à différents niveaux de forme physique. N'oubliez pas d'effectuer l'exercice avec contrôle, en vous concentrant sur le maintien d'une forme et d'un alignement appropriés tout au long de l'exercice.

Ailes d'ange murales

Les Wall Angel Wings sont un exercice doux mais efficace conçu pour améliorer la mobilité des épaules et renforcer les muscles du haut du dos. Cet exercice, souvent appelé « wall angels », est excellent pour corriger la posture, soulager les tensions dans la région des épaules et améliorer la flexibilité générale du haut du corps.

Instructions pour les ailes d'ange murales

1. Position de départ : Tenez-vous debout, le dos contre le mur, les pieds légèrement écartés du mur.

Levez les bras sur les côtés à hauteur des épaules, les coudes pliés, comme pour former la lettre « W ».

2. Mouvement : faites glisser vos bras contre le mur, en les étendant au-dessus de votre tête, en imitant le mouvement des ailes d'ange. Gardez votre dos, vos coudes et vos mains en contact avec le mur tout au long du mouvement.

3. Retour : faites glisser lentement vos bras vers le bas jusqu'à la position de départ.

4. Respiration : Inspirez en faisant glisser vos bras vers le haut et expirez en les ramenant à la position de départ.

5. Posture : Assurez-vous que votre dos reste à plat contre le mur. Engagez votre tronc pour maintenir une colonne vertébrale neutre.

Nombre de séries et de répétitions

☐ - Débutants : Commencez par 2 séries de 8 à 10 répétitions. Concentrez-vous sur des mouvements contrôlés et sur le maintien du contact avec le mur.

- ☐ - Intermédiaire : Effectuez 3 séries de 10 à 12 répétitions.
- ☐ - Avancé : augmentez le défi en ajoutant plus de séries ou en maintenant la position supérieure pendant quelques secondes.

Les Wall Angel Wings sont un excellent exercice pour tous ceux qui cherchent à améliorer leur posture, à améliorer la mobilité des épaules et à renforcer les muscles du haut du dos. Ils conviennent à tous les niveaux de forme physique et peuvent être facilement intégrés à n'importe quelle routine d'entraînement axée sur la souplesse et la force du haut du corps. N'oubliez pas d'effectuer l'exercice avec contrôle, en vous concentrant sur le maintien d'une forme et d'un alignement appropriés tout au long de l'exercice.

Fentes latérales assistées par un mur

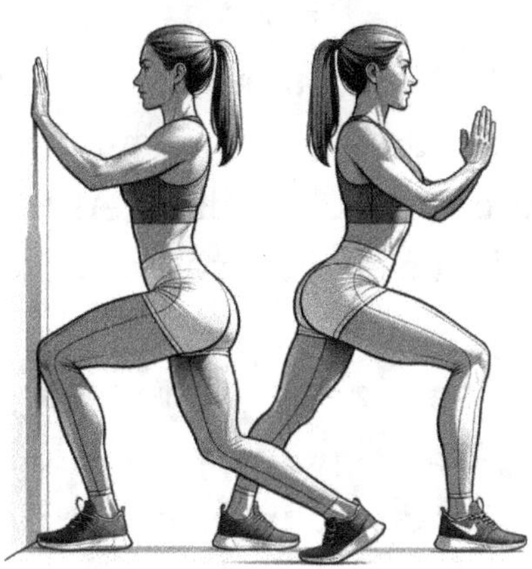

Les fentes latérales avec support mural sont un excellent exercice pour améliorer la souplesse et la force des hanches, des fessiers et des muscles de l'intérieur des cuisses. Cette variante, avec le support d'un mur, aide à maintenir l'équilibre et assure une bonne forme, ce qui la rend adaptée aux débutants ou à ceux qui cherchent à se concentrer sur la technique.

Instructions pour les fentes latérales assistées par un mur

1. Position de départ : placez-vous debout sur le côté à côté d'un mur ou face au mur, n'importe quelle

position fera l'affaire. Utilisez une main pour vous appuyer sur le mur.

2. Mouvement : faites un pas sur le côté en fente, en pliant le genou de la jambe qui marche tout en gardant l'autre jambe tendue. Assurez-vous que votre genou plié ne dépasse pas vos orteils.

3. Retour : Poussez sur votre jambe pliée pour revenir à la position de départ. Gardez votre torse droit tout au long du mouvement.

4. Respiration : Inspirez lorsque vous faites une fente et expirez lorsque vous revenez à la position de départ.

5. Posture : gardez le dos droit et le regard droit vers l'avant. Servez-vous du mur pour garder l'équilibre, mais essayez de ne pas vous y fier autant que possible.

Nombre de séries et de répétitions

- ☐ - Débutants : Commencez par 2 séries de 8 à 10 fentes de chaque côté. Concentrez-vous sur la forme et le mouvement contrôlé.
- ☐ - Intermédiaire : Effectuez 3 séries de 10 à 12 fentes par côté.
- ☐ - Avancé : Augmentez le défi en ajoutant plus de séries ou en maintenant la position de fente pendant quelques secondes.

Les fentes latérales assistées par mur sont un exercice polyvalent qui cible les muscles de l'intérieur des cuisses et des hanches. Elles peuvent être facilement intégrées aux routines d'entraînement du bas du corps ou utilisées comme exercice autonome pour renforcer et assouplir les jambes. N'oubliez pas d'effectuer l'exercice avec contrôle, en vous concentrant sur le maintien d'une forme et d'un alignement appropriés tout au long de l'exercice.

Huit debout sur un mur avec bras

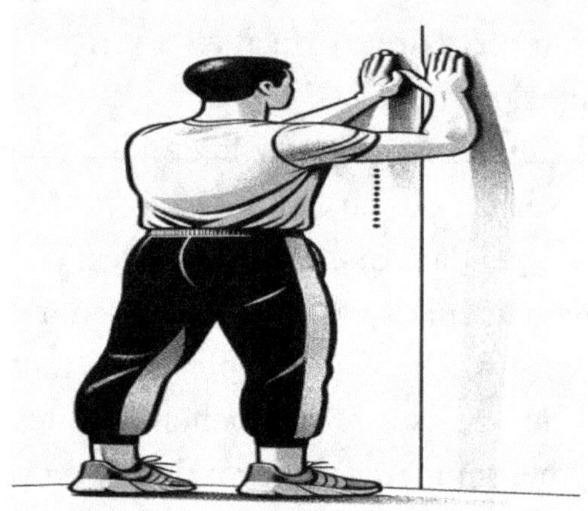

L'exercice Standing Wall Figure Eights with Arms est un exercice du haut du corps qui vise à améliorer la mobilité des épaules et à renforcer la coordination. Cet exercice consiste à créer des figures en huit avec vos bras contre un mur, ce qui permet de solliciter et de renforcer les muscles des épaules et du haut du dos. Il est également bénéfique pour développer la conscience spatiale et la fluidité des mouvements des bras.

Instructions pour les huit debout sur un mur avec les bras

1. Position de départ : placez-vous face à un mur, les pieds écartés à la largeur des épaules. Étendez vos bras et placez vos mains sur le mur.

2. Mouvement : déplacez vos bras en suivant un mouvement fluide en forme de huit sur le mur. Contrôlez vos mouvements et concentrez-vous sur l'utilisation des muscles de vos épaules.

3. Alignement du corps : penchez légèrement votre corps vers l'avant pour garder l'équilibre, en vous assurant que vos pieds sont fermement plantés sur le sol.

4. Respiration : Respirez naturellement, en coordonnant votre respiration avec le mouvement de vos bras.

5. Posture : Gardez votre dos droit et votre tronc engagé tout au long de l'exercice.

Nombre de séries et de répétitions

- ☐ - Débutants : Commencez par 2 séries de 8 à 10 figures en huit par série. Concentrez-vous sur des mouvements fluides et contrôlés.
- ☐ - Intermédiaire : Effectuez 3 séries de 10 à 12 motifs.
- ☐ - Avancé : augmentez la complexité des motifs ou ajoutez plus d'ensembles pour un plus grand défi.

Le huit debout avec les bras est un excellent exercice pour améliorer la mobilité et la coordination du haut du corps. Il peut être intégré aux routines d'échauffement ou utilisé comme exercice autonome pour la santé des épaules. N'oubliez pas d'effectuer l'exercice avec contrôle, en vous concentrant sur l'engagement des muscles du haut du corps tout au long du mouvement.

Cercles de hanches avec support mural et bras

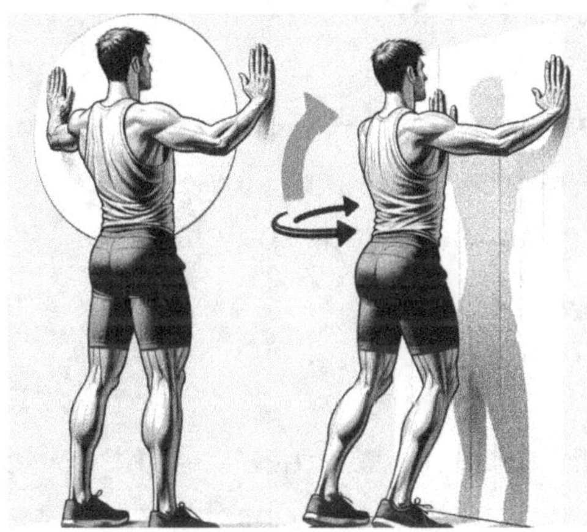

Les cercles de hanches avec support mural et bras sont un exercice dynamique conçu pour améliorer la mobilité des hanches et la stabilité du tronc. Cet exercice consiste à effectuer des mouvements circulaires avec les hanches tout en utilisant le mur comme support, ce qui aide à maintenir la stabilité du haut du corps. Il est bénéfique pour ceux qui cherchent à améliorer la flexibilité des hanches, la force du tronc et la coordination.

Instructions pour les cercles de hanches avec support mural et bras

1. Position de départ : Tenez-vous face au mur. Étendez vos bras à hauteur des épaules, les paumes touchant le mur pour vous soutenir.

2. Mouvement : faites pivoter vos hanches dans un mouvement circulaire, en veillant à solliciter vos muscles abdominaux. Gardez le haut de votre corps stable et ne bougez que vos hanches.

3. Direction : effectuez des cercles de hanches dans le sens des aiguilles d'une montre et dans le sens inverse des aiguilles d'une montre pour un engagement musculaire équilibré.

4. Respiration : Coordonnez votre respiration avec le mouvement, en inspirant et en expirant en douceur tout au long de l'exercice.

5. Posture : gardez vos bras stables et votre dos droit. Concentrez-vous sur des rotations de hanches fluides et contrôlées.

Nombre de séries et de répétitions

- ☐ - Débutants : Commencez par 2 séries de 8 à 10 cercles dans chaque direction.
- ☐ - Intermédiaire : Effectuez 3 séries de 10 à 12 cercles par direction.
- ☐ - Avancé : Augmentez le nombre de séries ou la complexité des mouvements de hanche pour un plus grand défi.

Les cercles de hanches avec support mural et bras sont un excellent exercice pour tous ceux qui cherchent à améliorer la mobilité des hanches et la stabilité du tronc. Il convient à différents niveaux de forme physique et peut être facilement intégré à une routine d'échauffement ou dans le cadre d'un entraînement de base et de souplesse. N'oubliez pas d'effectuer l'exercice avec contrôle, en vous concentrant sur l'engagement de vos hanches et de vos muscles abdominaux tout au long du mouvement.

Chien d'arrêt mural avec bras

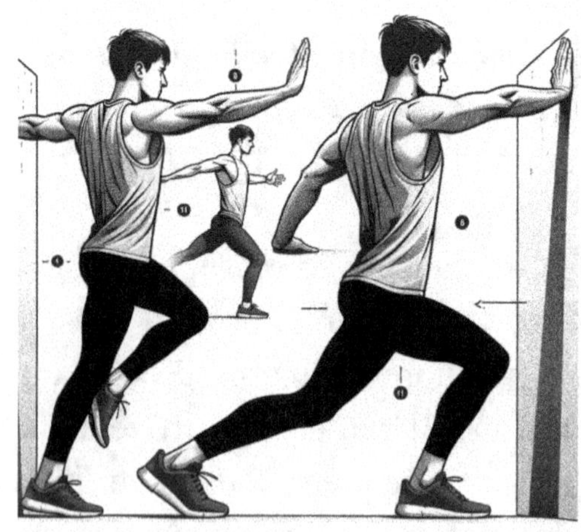

Le Bird Dog avec bras et assistance murale est une version modifiée de l'exercice classique Bird Dog, conçu pour améliorer la stabilité, l'équilibre et la coordination du tronc. L'utilisation du mur comme support permet aux individus de se concentrer sur la forme appropriée et l'engagement musculaire, ce qui le rend adapté aux débutants ou à ceux qui se remettent d'une blessure.

Instructions pour le chien d'arrêt mural avec bras

1. Position de départ : Tenez-vous debout face au mur, en plaçant vos mains sur le mur à hauteur des épaules.

2. Mouvement : Étendez un bras vers l'avant et la jambe opposée vers l'arrière, en maintenant l'équilibre et en sollicitant vos muscles abdominaux. Gardez votre bras et votre jambe tendus dans l'alignement de votre corps.

Pg.261

3. Maintenez et changez : maintenez la position étendue pendant quelques secondes, puis revenez à la position de départ et répétez avec le bras et la jambe opposés.

4. Respiration : Inspirez lorsque vous étendez votre bras et votre jambe, et expirez lorsque vous revenez à la position de départ.

5. Posture : gardez le dos droit et le regard tourné vers l'avant. Assurez-vous que vos mouvements sont contrôlés et concentrés.

Nombre de séries et de répétitions

- ☐ - Débutants : Commencez par 2 séries de 6 à 8 répétitions de chaque côté. Concentrez-vous sur le maintien de l'équilibre et l'engagement de votre tronc.

- ☐ - Intermédiaire : Effectuez 3 séries de 8 à 10 répétitions par côté.
- ☐ - Avancé : augmentez la durée de maintien pour chaque extension ou ajoutez plus de séries pour un plus grand défi.

Le Bird Dog avec bras et assistance murale est un excellent exercice pour renforcer la force musculaire, améliorer l'équilibre et renforcer la coordination corporelle. Il est adaptable à différents niveaux de forme physique et peut être facilement intégré à un entraînement de base ou à une routine pour tout le corps. N'oubliez pas d'effectuer l'exercice avec contrôle, en vous concentrant sur le maintien d'une forme et d'un alignement appropriés tout au long de l'exercice.

Rotation de la colonne thoracique assistée par un mur

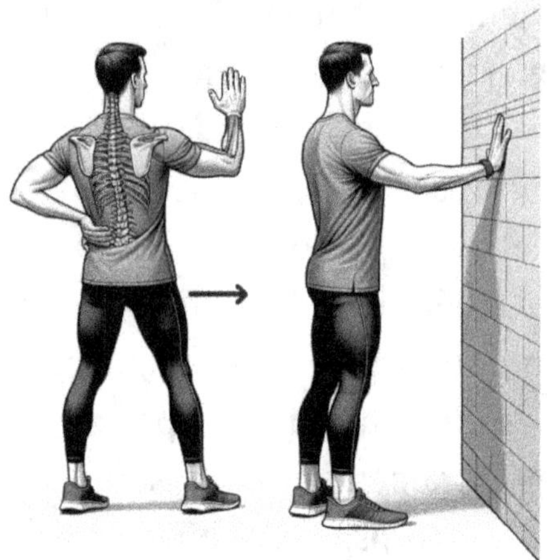

La rotation de la colonne thoracique assistée par un mur est un exercice bénéfique pour augmenter la mobilité de la colonne thoracique (haut du dos) et améliorer la posture générale. Cet exercice cible les muscles responsables des mouvements de rotation du haut du corps, ce qui le rend idéal pour ceux qui cherchent à améliorer la flexibilité de leur colonne vertébrale et à soulager la raideur du haut du dos.

Instructions pour la rotation de la colonne thoracique assistée par un mur

1. Position de départ : Tenez-vous debout sur le côté à côté du mur avec votre main la plus proche posée sur le mur pour vous soutenir.

2. Mouvement : faites pivoter le haut de votre corps vers le mur tout en gardant vos hanches droites et stables. Étendez votre autre bras vers l'extérieur pour approfondir l'étirement et améliorer la rotation.

3. Maintenez et revenez : maintenez la position de rotation pendant quelques secondes, en ressentant l'étirement dans votre colonne thoracique. Ensuite, revenez lentement à la position de départ.

4. Respiration : Inspirez lorsque vous vous préparez à tourner et expirez lorsque vous effectuez la rotation.

5. Posture : Gardez vos hanches stables et évitez de les faire pivoter. Concentrez-vous sur l'isolation du mouvement dans le haut du dos.

Nombre de séries et de répétitions

- - Débutants : Commencez par 2 séries de 6 à 8 rotations de chaque côté. Concentrez-vous sur des mouvements contrôlés et ressentez l'étirement dans le haut du dos.
- - Intermédiaire : Effectuez 3 séries de 8 à 10 rotations par côté.
- - Avancé : Augmentez la durée de maintien pour chaque rotation ou ajoutez plus de séries pour un plus grand défi.

La rotation de la colonne vertébrale assistée par un mur est un excellent exercice pour améliorer la mobilité thoracique, soulager les tensions dans le haut du dos et améliorer la santé globale de la colonne vertébrale. Il convient à différents niveaux de forme physique et peut être facilement intégré à n'importe quelle routine d'entraînement axée sur la souplesse et la mobilité. N'oubliez pas d'effectuer l'exercice avec contrôle, en vous concentrant sur le maintien d'une forme et d'un alignement appropriés tout au long de l'exercice.

Équilibre mural sur une jambe

L'équilibre mural sur une jambe est un exercice de stabilité visant à améliorer l'équilibre, la coordination et la force musculaire. Cet exercice est excellent pour ceux qui cherchent à améliorer leurs capacités proprioceptives, c'est-à-dire la capacité du corps à détecter le mouvement et la position. Il est particulièrement bénéfique pour les athlètes, les personnes âgées ou toute personne cherchant à améliorer sa stabilité générale.

Instructions pour l'équilibre mural sur une jambe

1. Position de départ : Tenez-vous debout sur le côté à côté du mur avec votre main posée doucement sur le mur pour vous soutenir.

2. Mouvement : transférez votre poids sur une jambe et soulevez l'autre jambe du sol. Maintenez la jambe levée dans une position confortable, en vous assurant que votre hanche et votre genou sont alignés.

3. Maintenez et concentrez-vous : maintenez une posture droite, en gardant votre tronc engagé. Concentrez votre regard vers l'avant pour aider à maintenir l'équilibre.

4. Respiration : Respirez régulièrement et profondément, en vous concentrant sur le maintien d'une position stable et équilibrée.

5. Posture : gardez votre jambe d'appui légèrement pliée pour éviter de bloquer votre genou. Assurez-vous que votre corps est aligné et que votre tronc est activé.

Nombre de séries et de répétitions

- ☐ - Débutants : Maintenez l'équilibre pendant 20 à 30 secondes sur chaque jambe. Effectuez 2 séries.

- Intermédiaire : Augmentez la durée à 45 à 60 secondes. Effectuez 2 à 3 séries.
- Avancé : Relevez le défi en fermant les yeux ou en ajoutant des mouvements de bras.

L'équilibre mural sur une jambe est un exercice efficace pour développer l'équilibre, renforcer le tronc et améliorer la concentration. Il convient aux personnes de tous niveaux de forme physique et peut être facilement intégré à n'importe quelle routine d'entraînement axée sur la stabilité et le renforcement du tronc. N'oubliez pas d'effectuer l'exercice avec contrôle, en vous concentrant sur le maintien d'une forme et d'un alignement appropriés tout au long de l'exercice.

Relevés de genoux avec support mural et torsion

L'exercice de soulèvement des genoux avec torsion et support mural est un excellent exercice pour renforcer la force musculaire, améliorer l'équilibre et augmenter la flexibilité. Cet exercice combine un soulèvement des genoux avec une torsion en rotation, ciblant les obliques, les fléchisseurs de la hanche et les muscles abdominaux. Le support mural ajoute de la stabilité, le rendant accessible à un large éventail de niveaux de forme physique.

Instructions pour les élévations de genoux avec support mural et torsion

1. Position de départ : Tenez-vous debout sur le côté à côté d'un mur avec une main posée sur le mur pour vous soutenir.

2. Mouvement : soulevez le genou le plus proche du mur vers votre poitrine. Simultanément, faites pivoter le haut de votre corps vers le genou levé. Étendez votre main libre vers le genou levé pour approfondir la torsion.

3. Retour : Abaissez lentement votre jambe et dévissez le haut de votre corps pour revenir à la position de départ.

4. Respiration : Inspirez en soulevant votre genou et expirez en tournant.

5. Posture : Gardez la jambe d'appui légèrement pliée au niveau du genou. Maintenez une posture droite tout au long de l'exercice.

Nombre de séries et de répétitions

- ☐ - Débutants : Commencez par 2 séries de 8 à 10 répétitions de chaque côté. Concentrez-vous sur les mouvements contrôlés et le maintien de l'équilibre.
- ☐ - Intermédiaire : Effectuez 3 séries de 10 à 12 répétitions par côté.
- ☐ - Avancé : augmentez le défi en maintenant la torsion pendant quelques secondes ou en ajoutant plus de séries.

L'exercice de soulèvement des genoux avec support mural et torsion est un exercice polyvalent pour développer la force musculaire et améliorer l'équilibre. Il peut être intégré à une routine de remise en forme axée sur le conditionnement musculaire ou utilisé comme exercice autonome pour améliorer la stabilité et la souplesse. N'oubliez pas d'effectuer l'exercice avec contrôle, en vous concentrant sur l'engagement de vos muscles abdominaux et en maintenant une forme appropriée tout au long de l'exercice.

PLAN D'ENTRAINEMENT (DÉFI DE 28 JOURS)

Défi Pilates mural de 28 jours : routines du matin et du soir

Chaque séance doit être adaptée à votre niveau de confort. Augmentez progressivement l'intensité ou les répétitions au fur et à mesure de votre progression.

Semaine 1 : Les fondements

- Jour 1
- Matin : Relevés de genoux avec appui mural et torsion (10 répétitions de chaque côté)
- Soir : Fentes latérales assistées par mur (10 répétitions de chaque côté)
- Jour 2
- Matin : Cercles de hanches appuyés au mur avec les bras (8 cercles dans chaque direction)
- Soir : Huit debout contre un mur avec les bras (8 répétitions de chaque côté)

- Jour 3
- Matin : Bird Dog avec bras et assistance murale (10 répétitions de chaque côté)
- Soir : Rotation de la colonne thoracique assistée par mur (10 répétitions de chaque côté)
- Jour 4
- Matin : Équilibre mural sur une jambe (30 secondes par jambe)
- Soir : Squat avec assistance murale jusqu'à toucher des orteils (10 répétitions de chaque côté)
- Jour 5
- Matin : Ailes d'ange murales (10 répétitions)
- Soir : Soulevé de terre monojambe assisté par mur (8 répétitions par jambe)
- Jour 6
- Matin : Posture de la chaise appuyée sur le mur (Maintenir la position pendant 30 secondes)
- Soir : Équilibre mural sur une jambe avec torsion (10 répétitions de chaque côté)
- Jour 7
- Matin : Posture du triangle appuyé contre le mur (maintenir 30 secondes de chaque côté)
- Soir : Posture du guerrier appuyé contre le mur (Maintenir 30 secondes de chaque côté)

Semaine 2 – Renforcement de la force et de la flexibilité

Jour 8
- Matin : étirement des ischio-jambiers avec appui sur un mur
(12 répétitions de chaque côté)
- Soir : Cercles de hanches appuyés au mur avec les bras (10 cercles dans chaque direction)

Jour 9
- Matin : Étirement des mollets debout contre un mur
(10 répétitions de chaque côté)
- Soir : Squat avec assistance murale jusqu'à toucher des orteils (12 répétitions de chaque côté)

Jour 10
- Matin : étirements de la poitrine avec l'aide d'un mur
(Maintenez la position pendant 40 secondes pour chaque jambe)
- Soir : Soulevé de terre monojambe assisté par mur (10 répétitions par jambe)

Jour 11
- Matin : Ailes d'ange murales (12 répétitions)
- Soir : Bird Dog avec bras et assistance murale (12 répétitions de chaque côté)

Jour 12
- Matin : étirements des quadriceps avec appui sur un mur
(Maintenez pendant 40 secondes)
- Soir : Étirements latéraux avec appui mural
(12 répétitions de chaque côté)

Jour 13
- Matin : Posture du triangle appuyé contre le mur
(Maintenir la position pendant 40 secondes de chaque côté)
- Soir : Étirement des triceps avec appui mural
(12 répétitions de chaque côté)

Jour 14
- Matin : Flexion avant appuyée contre un mur
(Maintenez la position pendant 40 secondes de chaque côté)
- Soirée : Spinal Twist assisté par mur
(12 répétitions)

Au cours de cette deuxième semaine, continuez à mettre l'accent sur l'importance de la forme tout en augmentant progressivement l'intensité et la durée de chaque exercice. Cette semaine, l'accent est mis sur le renforcement musculaire et l'amélioration de la souplesse, créant ainsi une base solide pour des exercices de Pilates mural plus avancés. N'oubliez pas de rester cohérent avec votre pratique et d'être attentif aux réactions de votre corps.

Semaine 3 – Améliorer l'équilibre et la stabilité

Jour 15
- Matin : Planche murale
(Maintenez pendant 45 secondes)
- Soir : Rotation de la colonne thoracique assistée par mur (15 répétitions de chaque côté)

Jour 16
- Matin : Relevés des mollets debout contre un mur
(12 répétitions de chaque côté)
- Soirée : Posture de la chaise appuyée sur le mur

(Maintenez pendant 50 secondes)

Jour 17
- Matin : debout talon-orteil contre mur
(15 répétitions de chaque côté)
- Soir : Squat avec assistance murale jusqu'à toucher
des orteils (15 répétitions de chaque côté)

Jour 18
- Matin : posture du guerrier appuyé contre le mur
(maintenir pendant 45 secondes de chaque côté)
- Soir : Posture du triangle appuyé contre le mur
(Maintenir la position 45 secondes de chaque côté)

Jour 19
- Matin : Posture de la chaise appuyée contre le mur
(Maintenir la position pendant 45 secondes)
- Soirée : Posture de l'arbre au mur
(maintenez pendant 50 secondes)

Jour 20
- Matin : Fentes latérales assistées par mur (15
répétitions de chaque côté)
- Soir : Soulevé de terre sur une jambe assisté par
mur (12 répétitions par jambe)

Jour 21
- Matin : bascules pelviennes contre le mur
(15 répétitions)
- Soir : Relevés de genoux avec appui mural et
torsion (15 répétitions de chaque côté)

Au cours de la troisième semaine, l'accent est mis
sur l'amélioration de l'équilibre et de la stabilité. Les
exercices sont conçus pour mettre à l'épreuve votre
équilibre et votre force abdominale, contribuant
ainsi à une pratique du Pilates plus stable et plus
contrôlée. Comme toujours, ajustez l'intensité à
votre niveau de confort et concentrez-vous sur le
maintien d'une forme appropriée tout au long de
chaque mouvement.

Semaine 4 – Focus sur la mobilité

Jour 22
- Matin : Bird Dog avec bras et assistance murale
(16 répétitions de chaque côté)
- Soirée : Équilibre mural sur une jambe
(Maintenez pendant 50 secondes)

Jour 23

- Matin : Squat avec appui sur le mur jusqu'au toucher des orteils
(Maintenez la position pendant 50 secondes de chaque côté)
- Soir : Cercles de hanches appuyés au mur avec les bras (14 cercles dans chaque direction)

Jour 24

- Matin : Équilibre mural sur une jambe (maintenez la position pendant 50 secondes pour chaque jambe)
- Soir : Squat avec assistance murale jusqu'à toucher des orteils (16 répétitions de chaque côté)

Jour 25

- Matin : Relevés de jambe simples assistés par mur
(Maintenez la position pendant 50 secondes de chaque côté)
- Soir : Huit debout contre un mur avec les bras (14 répétitions de chaque côté)

Jour 26

- Matin : Soulevé de terre sur une jambe assisté par mur (14 répétitions par jambe)

- Soir : Rotation de la colonne thoracique assistée par mur (16 répétitions de chaque côté)

Jour 27
- Matin : Relevés de genoux avec support mural et torsion (16 répétitions de chaque côté)
- Soir : Ailes d'ange murales (16 répétitions)

Jour 28
- Matin : Équilibre mural sur une jambe avec torsion (16 répétitions de chaque côté)
- Soir : Fentes latérales assistées par mur (16 répétitions de chaque côté)

Au cours de cette dernière semaine du défi, l'accent est mis sur l'amélioration de la mobilité. Les exercices sont spécifiquement choisis pour améliorer l'amplitude des mouvements de vos articulations, la souplesse de vos muscles et la fluidité générale des mouvements. À l'approche de la fin de ce défi, réfléchissez à vos progrès et à la façon dont chaque exercice a contribué à votre mobilité accrue. Continuez à écouter votre corps et ajustez les exercices en fonction de l'évolution de vos capacités.

Il y aura un guide d'entraînement supplémentaire pour vous permettre de choisir les exercices qui vous conviennent.

WALL PILATES WEEKLY CHALLENGE

WEEKLY MOTIVATION: "THE ONLY WAY TO ACHIEVE THE IMPOSSIBLE IS TO BELIEVE IT IS POSSIBLE." - CHARLES KINGSLEIGH

	MORNING	AFTERNOON	EVENING
MON			
TUES			
WED			
THURS			
FRI			
SAT			

NOTE ON NEW WEEKLY DISCOVERIES

WALL PILATES WEEKLY CHALLENGE

WEEKLY MOTIVATION: "DO NOT COUNT THE DAYS; MAKE THE DAYS COUNT." - MUHAMMAD ALI.

	MORNING	AFTERNOON	EVENING
MON			
TUES			
WED			
THURS			
FRI			
SAT			

NOTE ON NEW WEEKLY DISCOVERIES

WALL PILATES WEEKLY CHALLENGE

WEEKLY MOTIVATION: "STRENGTH DOES NOT COME FROM PHYSICAL CAPACITY. IT COMES FROM AN INDOMITABLE WILL." - MAHATMA GANDHI

	MORNING	AFTERNOON	EVENING
MON			
TUES			
WED			
THURS			
FRI			
SAT			

NOTE ON NEW WEEKLY DISCOVERIES

RECETTES ET PLANIFICATEUR DE REPAS ADAPTÉS À L'ENTRAÎNEMENT

L'efficacité de votre routine Wall Pilates dépend grandement de vos choix alimentaires. Un régime alimentaire adapté joue un rôle essentiel dans la détermination de votre niveau d'énergie, de vos performances d'entraînement, de votre taux de récupération et des bienfaits globaux de Wall Pilates pour votre santé.

1. Apport énergétique : Les repas pré-entraînement, riches en glucides complexes et en protéines, fournissent une source d'énergie constante, essentielle à l'activité physique soutenue du Wall Pilates. Ces nutriments vous assurent une endurance suffisante pour effectuer chaque mouvement avec précision et efficacité.

2. Santé musculaire : les repas post-entraînement, en particulier ceux riches en protéines, sont essentiels à la réparation et à la croissance musculaire. Le Pilates mural sollicite différents groupes musculaires ; un apport adéquat en protéines contribue à la guérison et au renforcement de ces muscles, ce qui améliore les performances et réduit le risque de blessure.

3. Souplesse et mobilité : les aliments riches en antioxydants et en graisses saines, comme les acides gras oméga-3, contribuent à la santé et à la souplesse des articulations. Étant donné que le Pilates mural implique une gamme de mouvements et d'étirements, le maintien de la santé des articulations est essentiel pour atteindre toute la gamme de mouvements requise.

4. Bien-être général : une consommation régulière d'aliments riches en nutriments améliore votre santé physique générale, ce qui a un impact sur votre capacité à effectuer des exercices de Pilates. Un soutien nutritionnel est essentiel pour maintenir l'équilibre, la coordination et la concentration, autant d'éléments clés pour exécuter efficacement le Pilates mural.

5. Clarté mentale et concentration : une alimentation équilibrée influence les fonctions cognitives et l'humeur. Le Pilates mural exige non seulement un effort physique, mais aussi un engagement mental. Les aliments riches en vitamines, minéraux et graisses saines favorisent la santé du cerveau, garantissant une meilleure concentration et une pratique plus consciente.

En conclusion, intégrer un régime alimentaire bien équilibré à votre routine Wall Pilates ne consiste pas seulement à améliorer les performances physiques ; il s'agit de favoriser un environnement où le corps et l'esprit peuvent s'épanouir, conduisant à une expérience d'entraînement plus efficace, plus agréable et plus bénéfique.

15 recettes saines pour compléter votre routine Pilates murale

1. Smoothie pour démarrer le matin
- Ingrédients : Épinards, banane, yaourt grec, lait d'amande, miel.

- Bénéfice : Apporte de l'énergie pour les séances matinales de Wall Pilates.

2. Salade de quinoa et haricots noirs
- Ingrédients : Quinoa, haricots noirs, tomates cerises, avocat, jus de citron vert.
- Avantage : Excellent repas post-entraînement pour la récupération musculaire.

3. Poulet grillé avec légumes cuits à la vapeur
- Ingrédients : Poitrine de poulet, brocoli, carottes, huile d'olive, herbes.
- Avantage : Les protéines maigres et les légumes favorisent la réparation musculaire après le Pilates.

4. Toast à l'avocat avec œuf poché
- Ingrédients : Pain complet, avocat, œuf, flocons de piment.
- Bénéfice : Idéal pour un repas pré-entraînement, offrant des graisses et des protéines saines.

5. Smoothie au beurre d'amande et à la banane
- Ingrédients : Beurre d'amande, banane, lait d'avoine, cannelle.
- Bénéfice : Boost d'énergie rapide avant votre séance de Pilates.

6. Yaourt grec aux baies et aux noix
- Ingrédients : Yaourt grec, baies mélangées, amandes, miel.
- Bénéfice : Parfait pour la récupération post-entraînement avec des protéines et des antioxydants.

7. Saumon au four avec asperges
- Ingrédients : Filet de saumon, asperges, citron, aneth.
- Bénéfice : Les acides gras oméga-3 contenus dans le saumon améliorent la santé des articulations.

8. Pâtes aux grains entiers avec épinards et pesto
- Ingrédients : Pâtes complètes, épinards, sauce pesto, pignons de pin.
- Bénéfice : Repas équilibré pour une énergie soutenue, idéal pour le Pilates du soir.

9. Sauté de tofu avec riz brun
- Ingrédients : Tofu, légumes mélangés, riz brun, sauce soja.
- Bénéfice : Repas riche en protéines végétales et en fibres pour le développement musculaire.

10. Salade de chou frisé et d'avocat

- Ingrédients : Chou frisé, avocat, tomates cerises, vinaigrette au citron.
- Avantage : Salade riche en nutriments pour une santé et une vitalité globales.

11. Chili aux patates douces et aux haricots noirs
- Ingrédients : Patates douces, haricots noirs, tomates, épices chili.
- Bénéfice : Copieux et sain, idéal pour reconstituer les réserves d'énergie.

12. Flocons d'avoine aux graines de chia et aux pommes
- Ingrédients : Flocons d'avoine, graines de chia, tranches de pomme, cannelle.
- Avantage : Fournit une énergie à libération lente, parfaite pour les routines matinales.

13. Soupe de lentilles aux épinards
- Ingrédients : Lentilles, épinards, carottes, oignons, bouillon de légumes.
- Avantage : Soupe riche en nutriments, idéale pour se nourrir après l'exercice.

14. Salade de betteraves rôties et de fromage de chèvre

- Ingrédients : Betteraves rôties, fromage de chèvre, noix, roquette, vinaigrette balsamique.
- Avantage : Offre des vitamines et des minéraux pour soutenir la forme physique générale.

15. Boules de protéines énergétiques
- Ingrédients : Avoine, beurre de cacahuète, miel, graines de lin, poudre de protéines.
- Bénéfice : Collation rapide pour un regain d'énergie avant ou après le Pilates.

Utilisez ces recettes avec votre routine Pilates murale

- Repas avant l'entraînement : choisissez des repas légers mais énergisants, comme des smoothies ou des flocons d'avoine, environ 30 à 60 minutes avant votre séance de Pilates mural pour alimenter votre entraînement.

- Repas post-entraînement : optez pour des recettes riches en protéines, comme du poulet grillé ou du tofu sauté, après l'entraînement pour favoriser la récupération et la réparation musculaire.

- Tout au long de la journée : Maintenez une alimentation équilibrée avec des repas comme des salades, des pâtes aux céréales complètes et des soupes pour soutenir la santé globale et compléter votre routine Pilates.

N'oubliez pas que l'hydratation est essentielle. Buvez donc beaucoup d'eau avant, pendant et après vos séances d'entraînement. Ces recettes, associées à une routine de Pilates murale cohérente, vous aideront à maximiser vos bienfaits pour la santé et à améliorer votre parcours de remise en forme global.

Programme de repas de 14 jours pour la routine Wall Pilates

Remarque : ajustez la taille des portions en fonction des besoins caloriques individuels.

Semaine 1 :

- Jour 1
- Pré-entraînement : Smoothie au beurre d'amande et à la banane
- Post-entraînement : poulet grillé avec légumes vapeur

- Jour 2
- Pré-entraînement : yaourt grec aux baies et aux noix
- Post-entraînement : salade de quinoa et haricots noirs

- Jour 3
- Pré-entraînement : flocons d'avoine avec graines de chia et pommes
- Post-entraînement : Saumon au four avec asperges

- Jour 4
- Pré-entraînement : smoothie pour démarrer le matin
- Post-entraînement : sauté de tofu avec riz brun

- Jour 5
- Pré-entraînement : Toast à l'avocat avec œuf poché
- Post-entraînement : Soupe de lentilles aux épinards

- Jour 6
- Pré-entraînement : boules de protéines
- Post-entraînement : pâtes aux céréales complètes, épinards et pesto

- Jour 7
- Pré-entraînement : yaourt grec aux baies et aux noix
- Post-entraînement : Chili aux patates douces et haricots noirs

Semaine 2 :

- Jour 8
- Pré-entraînement : Smoothie au beurre d'amande et à la banane
- Post-entraînement : salade de chou frisé et d'avocat

- Jour 9
- Pré-entraînement : flocons d'avoine avec graines de chia et pommes
- Post-entraînement : poulet grillé avec légumes vapeur

- Jour 10
- Pré-entraînement : smoothie pour démarrer le matin
- Post-entraînement : Saumon au four avec asperges

- Jour 11
- Pré-entraînement : Toast à l'avocat avec œuf poché
- Post-entraînement : sauté de tofu avec riz brun

- Jour 12
- Pré-entraînement : yaourt grec aux baies et aux noix
- Post-entraînement : salade de quinoa et haricots noirs

- Jour 13
- Pré-entraînement : boules de protéines
- Post-entraînement : Soupe de lentilles aux épinards

- Jour 14
- Pré-entraînement : flocons d'avoine avec graines de chia et pommes
- Post-entraînement : salade de betteraves rôties et de fromage de chèvre

Ce plan de repas est conçu pour fournir une nutrition équilibrée pour soutenir votre routine Wall Pilates, en se concentrant sur des repas énergisants avant l'entraînement et des repas nourrissants après l'entraînement pour la récupération et la force.

CONCLUSION

Alors que nous arrivons à la conclusion de ce voyage à travers « Wall Pilates Workouts for Men », il est important de réfléchir aux principales leçons et avantages que nous avons découverts. Ce livre a été un guide pour améliorer votre bien-être physique, en mettant l'accent sur la force, la souplesse, l'équilibre et la coordination, tout au long de l'utilisation innovante d'exercices assistés par mur.

Les exercices présentés ici sont plus qu'une simple série de mouvements ; ils font partie d'une approche holistique de la santé et de la forme physique, spécialement adaptée aux hommes de plus de 40 ans. Le mur, un « équipement » souvent négligé, a montré sa polyvalence en offrant soutien, stabilité et résistance, rendant le Pilates plus accessible et efficace.

N'oubliez pas que le chemin vers une meilleure santé est un processus continu. La cohérence et le dévouement sont essentiels. L'intégration de ces exercices dans votre routine peut entraîner des améliorations significatives de la posture, de la force musculaire et de la santé physique globale. Que vous soyez un athlète chevronné ou que vous commenciez tout juste votre parcours de remise en forme, ces exercices assistés par un mur peuvent être adaptés à votre niveau et à vos besoins.

Au fur et à mesure que vous vous entraînez et que vous devenez plus fort, permettez-vous d'expérimenter et d'explorer les variations de ces exercices. Écoutez votre corps, comprenez ses limites et repoussez-les progressivement pour atteindre une plus grande souplesse et une plus grande force.

Par-dessus tout, ce livre doit vous rappeler que l'âge n'est pas un obstacle à la forme physique et au bien-être. Avec la bonne approche, les bons conseils et la détermination, maintenir et améliorer votre santé physique est toujours à votre portée. Continuez à vous mettre au défi, restez motivé et profitez du chemin vers une vie plus saine et plus forte.

Merci d'avoir lu

Merci beaucoup d'avoir choisi et lu mon livre ! Votre soutien signifie beaucoup pour moi. Si vous avez apprécié votre voyage à travers les pages, je vous serais extrêmement reconnaissant si vous pouviez prendre un moment pour laisser un commentaire positif sur Amazon. Vos commentaires m'aident non seulement à grandir en tant qu'auteur, mais aident également les autres lecteurs à découvrir ce livre. Merci encore une fois d'avoir été une partie incroyable de mon parcours d'écriture !